生物医学材料综合实验

主　编　阳范文　陈晓明　田秀梅

副主编　杨　斌　朱继翔　关晓颖　谢茂彬

科学出版社

北　京

内容简介

本书内容涵盖生物医学材料的合成、生物医学材料的成型与加工、生物医学材料的性能测试与表征共 23 个专业基础实验；在此基础上将纳米材料、水凝胶、3D 打印、药学、电子、电工等多个学科的知识点进行综合，设计了 6 个综合性实验；针对康复固定器械、骨植入材料和组织补片等临床需求拟订了 3 个设计性实验；最后，通过力学性能测试、核辐射与防护、熔体电纺 3D 打印医用组织补片、纳米探针诊断与治疗 4 个虚拟仿真实验弥补线下实验的不足。按照由浅入深、先易后难的顺序开展实践教学，全面提高学生的综合素质。

本书可作为高等学校生物医学工程、生物医学材料、材料科学与工程、管理学（医疗器械营销等）等相关专业的本科生教材，也可作为医学类相关专业学生的科研培训参考教材，还可作为相关专业的成人教育或自学教材。

图书在版编目（CIP）数据

生物医学材料综合实验/阳范文，陈晓明，田秀梅主编. —北京：科学出版社，2020.8

ISBN 978-7-03-065725-1

Ⅰ. ①生… Ⅱ. ①阳… ②陈… ③田… Ⅲ. ①生物材料-实验-高等学校-教材 Ⅳ. ①R318.08-33

中国版本图书馆 CIP 数据核字（2020）第 131752 号

责任编辑：侯晓敏/责任校对：何艳萍
责任印制：赵 博/封面设计：迷底书装

科 学 出 版 社 出版
北京东黄城根北街 16 号
邮政编码：100717
http://www.sciencep.com

北京富资园科技发展有限公司印刷
科学出版社发行 各地新华书店经销
*

2020 年 8 月第 一 版 开本：720×1000 1/16
2024 年 8 月第四次印刷 印张：10
字数：213 000

定价：49.00 元
（如有印装质量问题，我社负责调换）

前　言

生物医学材料（简称生物材料）是用于人体组织和器官的诊断、修复或增进其功能的一类材料，即用于修复、取代活组织的天然或人工合成材料，其作用是药物不可替代的。生物医学材料涉及医学、材料学、化学、生物学、力学和工程学等多门学科，是临床医学诊断、治疗和康复的重要基础，医疗器械和先进药物都离不开生物材料。

未来的医学科学将伴随医学与工程技术的结合（医工结合）而向前发展。医疗器械制造的进步、工程技术的发展和仪器设备的更新换代将不断促进医学的发展。因此，培养大学生的动手实践能力、工程应用能力和创新创业能力，是研发具有自主知识产权的高性能医疗器械和促进我国医疗器械行业发展的重要途径之一。

为了培养大学生的综合能力，满足行业所需的应用型高级人才，特编写本书。旨在通过实践教学改革创新培养学生的实践能力、创新精神和创业意识。

本书共五章：第一章是绪论；第二章是专业基础实验，旨在让学生掌握生物医学材料合成、加工和性能测试与表征方法，为科学研究和产品开发奠定基础；第三章是综合性实验，旨在让学生掌握基本实验技能后将多个知识点的内容进行综合和串联，了解较复杂和较系统的实验研究过程；第四章是设计性实验，让学生根据实验要求自行设计实验方案，并对实验设想进行验证，开展初步的科研思维训练；第五章是虚拟仿真实验，通过虚实结合的方式，让学生对一些危险性大、实验时间长或成本高的实验进行虚拟操作，提高线下实验的教学效果。

本书由广州医科大学基础医学院生物医学工程系生物材料教研室负责编写，分工如下：阳范文编写第一章、实验 8～10、实验 13～14、实验 17～18、实验 24～26、实验 30、实验 33 和实验 35；陈晓明编写实验 5～7、实验 15～16 和实验 32；田秀梅编写实验 11～12、实验 22、实验 31 和实验 36；杨斌编写实验 1～2、实验 21、实验 27～28；朱继翔编写实验 3～4、实验 19～20；关晓颖编写实验 23 和实验 34；谢茂彬编写实验 29。

本书的编写和出版得到了教研室全体教师的大力支持和帮助，同时得到了学校和学院领导的指导和关心，在此表示衷心的感谢！

由于编者水平有限，书中难免有不妥之处，恳请读者批评指正。

编　者

2020 年 6 月

目　　录

第一章　绪　论

　　建立良好的实验规章制度是保证实验课程教学的重要环节，尤其进行生物医学材料合成实验，需要使用易燃、有毒、有腐蚀性、有刺激性甚至爆炸性的物质，部分实验还要在高温或高压情况下进行。为保障实验课程正常开展，防止意外事故发生，要求学生实验前认真学习实验室守则、安全规范和实验须知，在思想上高度重视，在实践中严守操作规程，确保实验安全有序进行。同时，本章对书中的专业基础实验、综合性实验和设计性实验的基本要求和考核评价进行简要介绍。

第一节　实验室守则

　　（1）实验前必须充分预习，掌握实验原理和操作程序，做好实验计划。

　　（2）学生进入实验室后要按教师指定的座位就座，要保持安静，认真听教师讲解实验目的、原理、步骤、操作方法和注意事项，未经教师允许不得随意乱动实验仪器和药品等。

　　（3）实验开始前应检查仪器是否完整、装置安装是否正确，合格后方能开始实验；实验过程中不得擅自离开，注意观察实验现象，保证实验正常进行，并及时做好实验记录。

　　（4）爱护实验室设备，使用专用实验仪器者应按照有关规定进行岗前培训，培训合格者方可进行操作；未经许可，不准乱开或拆卸实验室设备，不得随意安装软件和更改机器设置。

　　（5）保持实验室内清洁、安静，实验台面要干净整洁，与实验无关的物品不得放在台面上，仪器用后应及时清洗，破损仪器要填写报告单，并注明原因。

　　（6）实验过程中不允许做与实验无关的事情，不得随意将与本实验室无关人员带入实验室，不得私自将本实验室的实验仪器设备让外单位人员使用。

　　（7）树立"节约光荣，浪费可耻"的观念，节约用水、用电，随手关灯，杜绝"长流水"和"长明灯"现象；在使用空调季节应注意关闭门窗，以节约能源；只有在高温天气时使用空调，不要长时间开空调，空调温度不应低于 26℃。

　　（8）实验结束时应做好各自台面的卫生，关好水电，值日生要负责做好整个实验室的卫生，关好水、电、门、窗。

　　（9）离开实验室时要随手关门，最后一个离开房间者应负责关灯、关空调、关窗和锁门，以确保实验室安全。假期前均应进行安全检查，春节期间离校前应用封条封门。

（10）凡在本实验室做实验的教师和学生均应发扬互相帮助、团结友爱的精神，互相尊重、互相谦让，确保实验工作顺利进行。

（11）凡不遵守规章制度、不尊重教师、不服从管理及影响实验室安全的，不得在本实验室做实验。

（12）实验过程违规操作，造成设备损坏或其他财产损失的，由实验者承担主要责任并进行经济赔偿或者承担维修费用。

（13）每次实验过程中必须做好原始数据记录，实验记录要真实、准确、清楚，实验后必须根据教师要求撰写相应的实验报告。

第二节　实验室安全规范

（1）注意实验安全，进入实验室应先熟悉本实验室水电开关、洗眼器和消防器材的位置；若遇事故应立即采取适当措施（如切断电源、灭火等），并报告教师。

（2）实验室要保持清洁整齐，要经常通风，及时排出有害气体，实验时产生的有毒有害或腐蚀性废弃物、污水要妥善集中处理，严禁随意丢弃；对违反操作规程造成事故者，应给予严肃处理。

（3）烘箱、蒸馏水器等危险设备在使用过程中使用人不得离开现场，使用完毕后确保切断电源、水源后方可离开。

（4）医疗废弃物和利器应单独用规定标记的垃圾桶和塑料袋盛放，按规定由专业废弃物公司收集并统一处理。

（5）防火、防爆注意事项：①倾倒和存放易燃、易挥发性有机溶剂时要远离火源，切勿倒入水池内，必须倒入指定容器内；②不得在烘箱内干燥带有机溶剂的仪器或物品；③存放于冰箱中的有机溶剂必须置于带塞容器内，并注明标签，定期检查和清理；④使用明火时，实验台面周围不得放置易燃性有机溶剂；⑤回流或蒸馏易燃性有机溶剂时，不得直火加热，应根据溶剂沸点选用水浴、油浴、沙浴或电热套加热，注意仪器装置切勿漏气，加入溶剂量不应超量，加热前要加入止暴剂，添加溶剂或补加沸石时必须停止加热，待降温后才能加入，否则会发生暴沸；⑥乙醚闪、燃点低，遇火易引起爆炸，而且在蒸馏过程中，因其本身产生的过氧化物浓度增加易引起爆炸，所以在蒸馏乙醚时不应蒸干；⑦使用电器设备时应先了解操作规程，不要用湿手触摸电器；⑧万一不慎引起明火，要保持镇静，立即切断室内所有电源，搬走易燃品，并根据着火情况采取不同的灭火措施，及时上报学校安保部门。

（6）防止中毒注意事项。氯仿、甲醇、苯、卤代甲苯、苯胺、苯酚、二硫化碳、汞、铅及其化合物等，均为有毒或剧毒的药品，其中毒途径一般为消化道、呼吸道及皮肤吸收，所以在使用时应注意：①勿将有毒药品洒在容器外，勿接触皮肤和口腔；②室内应保持良好的通风状况；③产生毒气的操作应在通风橱中进行；④有机溶剂和毒物不得随意倾倒，要倒入指定容器内进行收集并统一处理。

第三节 专业基础实验简介

一、实验简介

生物医学材料是用于人体组织和器官的诊断、修复或增进其功能的一类高分子材料，能执行、增进或代替因疾病、损伤等失去的某种功能。其对应的学科是一门多学科融合、以应用为目标、以实验为基础的交叉学科。在生物医学材料的研究和应用过程中，实验是必不可少的环节。因此，开设生物医学材料的专业基础实验，可使学生巩固并加深对生物医学材料的基本原理和概念的理解，掌握生物医学材料的基本实验方法，了解现代仪器分析方法在生物医学材料领域的应用，掌握实验数据采集、整理和处理的基本能力。同时培养学生的动手能力、观察能力、查阅文献能力、理论知识应用能力、表达能力、归纳处理能力、实验数据分析能力和撰写科学报告能力，从而培养学生求真务实、开拓创新和医工结合的综合科研素质。

生物医学材料的专业基础实验包括生物医学材料的合成、成型加工、性能测试与表征等内容。学生通过生物医学材料的合成实验，掌握和了解无机生物材料、有机生物材料和生物矿化材料的制备基本原理、实验方法和操作手段，为未来从事科学研究奠定坚实的基础。生物医学材料的成型加工是将材料应用于临床和生产实践的重要桥梁，掌握生物医学材料的成型加工方法和原理是从事产品研发和工程化应用的基础。生物医学材料的测试与表征是生物医学材料研究结果验证和产品质量保证的必备工具。

二、实验要求

在专业基础实验过程中，要求学生做好实验预习，对实验原理、操作方法做到心中有数。然后在教师的指导下掌握实验仪器的操作方法和安全知识，在确保人身安全、设备安全的前提下顺利开展实验。为培养学生的动手能力和独立科研能力，尽可能安排学生单独开展专业基础实验，获得全过程、全方位的基础实验操作技能训练，为后续的综合性实验、设计性实验奠定基础。

在专业基础实验教学过程中，教师要注意理论知识与基础实验的相互融合、基础研究与工程应用的关联、临床需求与工程实践的贯通。

三、考核方法

专业基础实验的考核内容和方法如下：

（1）平时成绩：包括实验预习报告、基本操作、实验结果、实验报告。

（2）操作成绩：实验操作考核。

（3）综合成绩：50%平时成绩+50%操作成绩。

第四节　综合性实验简介

一、实验简介

实验教学是实践教学内容体系中基础实践层次中的核心，随着经济结构的战略调整，社会各方面对学生动手能力、综合素质和创新能力提出了更新、更高的要求。开设综合性实验旨在锻炼学生的实验动手能力、数据处理能力及查阅中外文资料的能力，在此基础上进一步培养学生综合运用所学知识进行分析问题和解决问题的实践能力。

综合性实验是指实验内容涉及本课程的综合知识或与本课程相关课程多个知识点有关的实验，是学生在具有一定知识和技能的基础上，运用某一门课程或多门课程的知识、技能和方法进行综合的一种复合型实验。综合性实验内容应满足下列条件之一：①涉及本课程多个章节的知识点；②涉及多门课程的多个知识点；③多项实验内容的综合。该类实验是对学生实验技能和操作方法的综合训练。

二、实验要求

1. 注重知识的交叉和综合应用

综合性实验在其实施过程中要注意突出各知识点的关联应用，在学生预习实验时要注意考查其对各知识点的掌握情况，先让学生回答一些相关问题，以加深其对实验所涉及知识点的理解和掌握。

综合性实验重在不同知识点的有机结合，指导教师应在对相关实验原理、方法充分理解和把握的基础上对实验内容进行扩展，将该实验所涉及的不同知识点进行有机组合，由点扩展到面，多角度考查和培养学生综合运用知识的能力。

2. 实验分组

综合性实验共分 5～6 个实验小组，每组 3～4 人。

3. 实验流程

实验的整个流程大致分为三个阶段：实验准备、实验操作和结果分析。

（1）实验准备：学生利用课余时间查阅和复习实验相关的知识点，熟悉设备的使用和操作方法。

（2）实验操作：实验课时间为 4～6 学时，实验操作既是对综合性实验的科学性和可行性进行检验，也是考查学生的综合设计能力、发现问题和解决问题能力的一种重要方式。

（3）结果分析：实验结束后，在写实验报告前认真完成实验结果的整理、归纳和统计，应用理论知识分析和解决实际问题，总结实验成功经验或失败教训。

三、考核方法

综合性实验的考核内容和方法如下：

（1）平时成绩：包括实验配方设计、实验预习报告、基本操作、实验结果。

（2）操作成绩：基本操作实验考核。

（3）综合成绩：70%平时成绩+30%操作成绩。

第五节 设计性实验简介

一、实验简介

开设设计性实验的目的在于着重培养学生独立解决实际问题的能力、创新能力、组织管理能力和科研能力；学生通过独立分析问题、解决问题，把知识转化为能力，为今后的毕业设计、论文撰写及科学研究做基础训练。总之，设计性实验对于提高学生的综合素质具有非常重要的意义。

由学生确定实验方案、选择实验仪器、设计实验步骤、独立完成规定内容的实验称为设计性实验。设计性实验是结合各自教学或独立于各种教学而进行的一种探索性的实验。它不但要求学生综合多门学科的知识和各种实验原理设计实验方案，而且要求学生能充分运用已学到的知识发现问题、解决问题。

设计性实验一般是在学生完成基础性或综合性实验训练的基础上，经历了一个由浅入深的过程之后开设。开设时可由指导教师出题目、给方案、给实验目的要求和实验条件，由学生自己拟订步骤、自己选定仪器设备、自己绘制图表等。更进一步的设计性实验则是在指导教师出题后，全部由学生自己组织实验，甚至可以让学生自己选题、自己设计，在教师的指导下进行，以最大限度发挥学生学习的主动性。

二、实验要求

1. 注意实验内容设计，确保学生成为实验主角

设计性实验重在方案设计，教师可选择一些灵活性比较大、思路比较多、学生有发挥余地的内容作为设计性实验的实验内容，且一般情况下难度不宜太大，操作不宜太复杂，以免挫伤学生的学习热情。

在设计性实验的实施过程中，指导教师首先要对该实验项目进行精心设计和准备，提供给学生比较详尽的可供选择的仪器设备信息和方案设计要求，并且要给学生的发挥与创新留下比较广阔的空间。但与此相适应，学生有许多准备工作应在实验之前的课余时间完成。学生课前预习、准备的情况将极大地影响实验教学效果，甚至关系到实验能否顺利进行。实验室应当增加开放时间，使学生了解实验室现有

的仪器设备情况，以便学生能够制订出比较完善的实验方案。

在实验过程中指导教师应该避免手把手教的指导方式，多让学生自己动手。但指导教师应密切关注学生的实验过程，对于思路太偏的学生可以适当点拨，着重引导学生如何将所学的知识和技能用来解决实验中遇到的各种问题。要多用启发式教学，而不要对学生的操作干涉过多，应注重最后的实验结果及对结果的讨论。

在设计性实验中，学生将成为实验课的主角，通过基础知识与实验实践相结合，激发学生的实验创造性，为学生提供所学知识的纵向和横向扩展与创新的舞台。所以，在实验过程中也希望学生能相互合作、彼此理解、取长补短，形成良好的团队精神，因为一个设计性实验不可能由一两个学生独立完成。另外，各小组间也要积极开展相互交流与沟通，培养相互配合、相互协作的精神。

2. 实验分组

设计性实验共分 5~6 个实验小组，每组 3~5 人。

3. 实验流程

实验流程可分为三个阶段：选题和可行性论证阶段、实验操作阶段和结果分析。

（1）选题和可行性论证阶段：选题主要由学生利用课余时间查阅资料进行。开始时间安排由教师决定，各小组在教师帮助下完成初步的实验设计报告；大约 2 周后进行设计性实验的可行性论证。首先，对所选的实验课题进行形式审查（是否符合实验设计报告的书写格式）；然后，对实验课题的科学性、创新性和可行性进行论证。

（2）实验操作阶段：实验课时间为 6~8 学时（预实验和正式实验）。实验操作一方面是对设计性实验的科学性和可行性进行检验；另一方面，也是对学生独立完成实验能力的考验，以及对其发现问题、解决问题能力的检验。

（3）结果分析：实验结束后，认真完成实验结果的整理、归纳、统计和分析。完成实验报告后分组讨论，并进行自评和互评，最后由教师综合上述情况对小组成员给出总评成绩。

三、考核方法

设计性实验的考核内容和方法如下：

（1）平时成绩：包括实验报告、实验预习报告、基本操作、实验结果。

（2）设计和操作成绩：实验方案设计和实验操作考核。

（3）综合成绩：40%平时成绩+60%设计和操作成绩。

第二章　专业基础实验

第一节　生物医学材料的合成

实验 1　乙酰水杨酸（阿司匹林）的合成与表征

一、实验目的

（1）熟悉制备乙酰水杨酸的原理和方法。

（2）熟悉有机化学合成的基本操作。

（3）了解有机化合物的表征手段并学习红外光谱仪的操作。

二、实验原理

乙酰水杨酸，即阿司匹林（aspirin），化学名为 2-乙酰氧基苯甲酸，在 19 世纪末合成后作为有效的解热止痛、治疗感冒的药物而被广泛使用，近年来在风湿、血栓及癌症治疗方面也有应用。乙酰水杨酸通常是由水杨酸（邻羟基苯甲酸）与乙酸酐进行酯化反应制得。水杨酸分子中的羧基与酚羟基之间形成分子内氢键，会阻碍酚羟基的酰化，因此常加入浓硫酸或磷酸将氢键破坏，使反应顺利进行。乙酰水杨酸能与碳酸钠反应生成水溶性盐，而副产物不溶于碳酸钠溶液，利用这种性质上的差异可除去副产物。具体的反应式为

三、实验内容

1. 实验设备

磁力搅拌器，水泵，红外光谱仪，小型玻璃仪器。

2. 实验材料

水杨酸，乙酸酐，浓硫酸，碳酸钠，浓盐酸。

3. 实验步骤

（1）在 50mL 圆底烧瓶中加入 2g 水杨酸（干燥）、2.5mL 乙酸酐（新蒸）和 1mL 浓硫酸，在 80～85℃下搅拌使之完全溶解。

（2）继续反应 10min，趁热将反应液在不断搅拌下倒入 25mL 冷水中，待结晶完全后，抽滤，冷水洗涤（3×3mL）并压干。

（3）将粗产物转移到 100mL 烧杯中，在搅拌下慢慢加入 25mL 饱和碳酸钠溶液，加完后继续搅拌几分钟，直到无二氧化碳气体产生为止。抽滤，副产物将被滤除。

（4）将滤液倒入预先盛有 10mL 10%盐酸溶液的烧杯中，冰水浴中冷却 15min，待乙酰水杨酸析出完全后抽滤，冷水洗涤并抽干。

（5）真空干燥（不超过 80℃）后称量，计算产率。

（6）通过红外光谱表征其结构（乙酰水杨酸的标准红外光谱图如图 2-1 所示）。

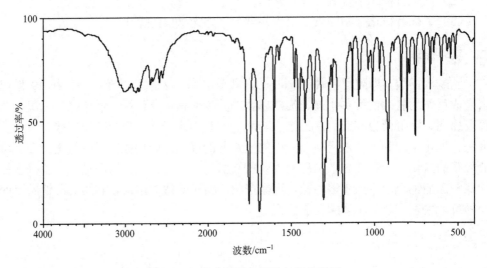

图 2-1　乙酰水杨酸的标准红外光谱图

四、注意事项

（1）按实验步骤中的顺序加样，防止水杨酸氧化。

（2）由于产品微溶于水，因此在水洗时要用少量冷水洗涤。

五、思考题

（1）本实验能否在回流条件下长时间反应？

（2）本实验是否可以使用乙酸代替乙酸酐？所用乙酸酐为何要新蒸？

（3）第一次得到的粗产物中可能含有哪些杂质？

参 考 文 献

李小东, 巨婷婷, 宗菲菲, 等. 2019. 乙酰水杨酸合成研究进展[J]. 广州化工, 47(15): 21-22+51.
王嘉琳, 周迎春, 张鸿. 2015. 乙酰水杨酸(阿司匹林)的制备[J]. 化工中间体, 11(1): 20-21.

实验 2　纳米银掺杂的介孔二氧化硅纳米颗粒的制备

一、实验目的

（1）掌握纳米银掺杂的介孔二氧化硅纳米颗粒的制备原理和方法。
（2）熟悉金属及二氧化硅纳米颗粒在生物医药领域的简单应用。
（3）了解无机纳米材料的常用制备方法。

二、实验原理

金属纳米颗粒在催化、信息存储、非线性光学及生物医药等领域应用广泛，表现出纳米材料的小尺寸效应和表面效应等特性。其中纳米银的化学活性高，吸附性强，是一种常见的无机抗菌剂，对革兰氏菌和厌氧菌都有较强的杀菌能力。在实际使用过程中，由于纳米银颗粒的分散性较差，不稳定且不易保存，因而将其包裹在结构稳定的介孔二氧化硅中制备复合材料，可发挥良好的抗菌效应。

目前，制备 Ag/SiO_2 纳米复合材料的方法有化学镀法、超声法和溶胶-凝胶法等，本实验基于溶胶-凝胶法合成纳米银掺杂的介孔二氧化硅纳米颗粒。在 80℃条件下十六烷基三甲基溴化铵（CTAB）碱性水溶液体系中，用甲醛还原硝酸银得到银纳米晶，然后以 CTAB 作为分散剂可以使银纳米晶很好地分散在水溶液中。进一步加入正硅酸乙酯（TEOS）后发生水解缩聚反应，与银纳米晶之间通过强静电作用诱导其在硅物种附近团聚并在一定程度长大。而在介观复合结构中，氧化硅骨架的缩聚程度相对较低，银纳米晶可以在该骨架中发生移动、团聚和长大，最终形成银纳米粒子核，同时溶液中游离的硅物种自组装成有序结构的介孔二氧化硅外壳。此原理也适用于其他纳米元素掺杂的核壳结构二氧化硅纳米颗粒的制备过程。

三、实验内容

1. 实验设备

磁力搅拌器，离心机，电子分析天平，激光粒度仪（Mastersizer2000），小型玻璃仪器。

2. 实验材料

十六烷基三甲基溴化铵（CTAB），正硅酸乙酯（TEOS），氢氧化钠，无水乙醇，甲醛，硝酸银，硝酸铵。

3. 实验步骤

（1）准确量取 300mL 去离子水倒入烧杯中，然后依次加入 2.1mL 2mol/L 氢氧化钠溶液和 0.6g CTAB，在 80℃条件下搅拌 30min。

（2）待 CTAB 溶解完全，加入 1.8mL 1mol/L 甲醛水溶液，然后立即加入 5mL 0.1mol/L 硝酸银溶液，硝酸银将被甲醛还原。

（3）进一步搅拌 5min 后，加入 3mL TEOS 使其发生水解缩聚反应，在 80℃下继续搅拌 2h。

（4）抽滤反应生成的沉淀，用去离子水和无水乙醇分别洗涤，然后在室温下真空干燥。

（5）干燥后的样品在硝酸铵的乙醇溶液（6g/L）中萃取回流以除去 CTAB，进一步抽滤并洗涤后干燥，得到最终的纳米银掺杂的介孔二氧化硅纳米颗粒 Ag@MSN。

（6）取少量样品分散于无水乙醇中，用激光粒度仪测定纳米颗粒的粒径和电位。

四、注意事项

（1）在制备纳米颗粒的过程中要快速加入硝酸银溶液。

（2）在实验过程中注意安全使用水浴锅和离心机，同时注意规范使用激光粒度仪。

五、思考题

（1）查阅资料，简述时间、温度等工艺参数对所制备的 Ag@MSN 粒径有什么影响。

（2）本实验所制备的 Ag@MSN 有哪些常用的表征手段？请举例说明。

（3）其他金属元素掺杂 MSN 的纳米颗粒还有哪些？这些纳米颗粒在生物医药领域有哪些用途？

参 考 文 献

齐朔, 陈东, 唐芳琼, 等. 2006. 纳米银掺杂二氧化硅复合颗粒的制备及表征[J]. 无机化学学报, 22(1): 161-165.

Han L, Lv Y, Asiri A M, et al. 2012. Novel preparation and near-infrared photoluminescence of uniform core-shell silver sulfide nanoparticle@mesoporous silica nanospheres[J]. Journal of Materials Chemistry, 22(15): 7274-7279.

Han L, Wei H, Tu B, et al. 2011. A facile one-pot synthesis of uniform core-shell silver nanoparticle@mesoporous silica nanospheres[J]. Chemical Communications, 47(30): 8536-8538.

Palomino J M, Tran D T, Hauser J L, et al. 2014. Mesoporous silica nanoparticles for high capacity adsorptive desulfurization[J]. Journal of Materials Chemistry A, 2(36): 14890-14895.

实验 3　甲基丙烯酸甲酯的本体聚合

一、实验目的

（1）了解本体聚合的基本原理。

（2）掌握聚甲基丙烯酸甲酯的制备方法。

二、实验原理

本体聚合是指单体在不加溶剂及其他分散介质的情况下，由光、热或辐射等能量引发单体本身或者单体中添加的微量引发剂产生自由基，进而引发单体聚合成为高分子的化学反应。本体聚合是一种自由基加聚反应。自由基加聚反应主要包括四种：本体聚合、溶液聚合、悬浮聚合及乳液聚合。与其他三种自由基加聚反应相比，本体聚合体系中的添加剂较少，因此所得聚合产物纯度较高，特别适用于制备对透明性及电性能要求高的产品。然而，本体聚合反应的过程较难控制。主要原因是聚合体系中没有分散介质，聚合反应到一定阶段后，随着体系黏度增大，自加速现象产生，反应放热剧烈，局部过热，导致反应不均匀，严重影响聚合产物的形态和性能。这也在一定程度上限制了本体聚合在工业上的应用。为了改善本体聚合过程，通常采用预聚合和后聚合的分阶段聚合方法。

聚甲基丙烯酸甲酯（PMMA）是无定形聚合物，具有高度的透明性，俗称有机玻璃。它相对密度小，具有优良的光学性能，在低温下性能稳定，广泛应用于工业、农业、军事、生活等各领域，如透明玻璃、仪器罩盖、广告铭牌、装饰模型及医疗器械。早期的骨修复植入材料骨水泥的主要成分是有机玻璃。

聚甲基丙烯酸甲酯可以由单体甲基丙烯酸甲酯经本体聚合获得。反应式可简单表示如下：

$$n\text{CH}_2=\overset{\overset{\displaystyle \text{CH}_3}{|}}{\text{C}}-\text{COOCH}_3 \longrightarrow \left[\text{CH}_2-\overset{\overset{\displaystyle \text{CH}_3}{|}}{\underset{\underset{\displaystyle \text{COOCH}_3}{|}}{\text{C}}}\right]_n$$

反应过程可以分为链引发、链增长、链终止（有时还会出现链转移）几个阶段，具体如下：

（1）引发剂（过氧化二苯甲酰）分解。

（2）链引发。

（3）链增长。

（4）链终止。

偶合终止：

歧化终止：

$$\sim\sim CH_2 - \underset{\underset{COOCH_3}{|}}{\overset{\overset{CH_3}{|}}{C}}\cdot \quad + \quad \sim\sim CH_2 - \underset{\underset{COOCH_3}{|}}{\overset{\overset{CH_3}{|}}{C}}\cdot \quad \longrightarrow$$

$$\sim\sim CH_2 - \underset{\underset{COOCH_3}{|}}{\overset{\overset{CH_3}{|}}{CH}} \quad + \quad \sim\sim CH_2 - \underset{\underset{COOCH_3}{|}}{C} = CH_2$$

（甲基丙烯酸甲酯在 60℃以上时聚合以歧化终止为主）

　　为了使甲基丙烯酸甲酯的本体聚合反应顺利进行，避免在聚合时发生暴聚现象，一般将本体聚合反应分阶段进行，即首先在高温下（80℃左右）将本体聚合迅速进行到某种程度（转化率约为 10%），获得预聚物（单体中溶有聚合物的黏稠溶液），再将预聚物注入模具中，降低温度（50℃左右）缓慢聚合，使转化率达到 90%以上，最后在 100℃下聚合至反应完全。

三、实验内容

1. 实验设备

恒温水浴，烘箱。

2. 实验材料

甲基丙烯酸甲酯(MMA)，过氧化二苯甲酰（BPO）。

3. 实验步骤

（1）预聚合：洗净并干燥玻璃仪器，同时加热水浴锅到 80～85℃。在试管中加入 20mL MMA 和 0.10g 引发剂 BPO。将试管放入水浴锅中加热，预聚合约 0.5h，注意观察聚合体系的黏度变化，当体系黏度增大至与甘油黏度相近时，立即停止加热。

（2）浇注灌模：将预聚物溶液缓慢灌注于干燥带盖的玻璃瓶（瓶中可适当加入一些装饰物），尽量沿壁倒入，防止气泡产生。

（3）后聚合：将玻璃瓶封口，放在 45～50℃的烘箱中聚合 24h，切忌高温，否则易使产物产生气泡。然后升温至 100℃反应 1～2h，使单体聚合完全。

（4）脱模：敲碎玻璃瓶，得聚合物有机玻璃，观察其透明性。

四、注意事项

（1）MMA 单体具有刺激性气味，量取时注意通风。

（2）预聚时要注意体系的黏度变化，当体系的黏度与甘油的黏度相近时，应立即停止加热，否则会发生暴聚，导致实验失败。

五、思考题

（1）本体聚合有什么优缺点？

（2）为什么要严格控制不同阶段的反应温度？

（3）预聚完为何不能冷却，而要直接灌模？

（4）在烘箱中聚合，最后为何体积变小了？

（5）某些有机玻璃产物中带有乳白色，为什么？

参 考 文 献

白利斌. 2018. 高分子科学基础实验教程[M]. 北京: 化学工业出版社.

刘归回, 邓汗林, 邓仕英. 2018. 聚甲基丙烯酸甲酯合成工艺研究[J]. 化学工程与装备, (5):1-2+12.

实验4　明胶的交联反应及多孔细胞支架的制备

一、实验目的

（1）了解组织工程的基本原理。

（2）了解相分离基本原理。

（3）掌握明胶多孔组织工程支架的制备方法。

二、实验原理

20 世纪 80 年代，美国学者 Langer 和 Vacanti 最早提出了组织工程(tissue engineering)的再生医学新概念。1987 年，美国国家科学基金会正式提出"组织工程"一词，1988 年正式将其定义为："应用生命科学与工程学的原理与技术，在正确认识哺乳动物的正常及病理两种状态下的组织结构与功能关系的基础上，研究开发用于修复、维护、促进人体各种组织或器官损伤后的功能和形态的生物替代物的一门新兴学科。"组织工程是一门交叉学科。它涉及细胞学、组织学、生理学、病理学、生物化学、生物力学、材料学和工程学等多个学科，是材料科学、生命科学和工程学等相互交叉与融合而成的新领域。

组织工程学的基本原理为：从机体分离特定的组织细胞，经体外扩增后种植在生物相容性良好且生物可降解的支架材料中，将细胞与支架体的复合物共培养一段时间后植入患者体内，随着支架材料在体内的逐渐降解和吸收，植入的细胞在体内不断增殖，最终形成相应的组织或器官，达到修复创伤和恢复功能的目的。因此，组织工程学为组织损伤修复与再生提供了新的技术手段，改变了传统的"以创伤修复创伤"的治疗模式，使临床医学迈入了新阶段。迄今为止，科学工作者研究开发了人造骨、软骨、血管、气管、心脏瓣膜、神经、皮肤、膀胱、尿道等器官，部分研究成果已经应用于临床实践。随着人们在医学、生物学、化学、材料学及工程学等领域研究的进一步加深，作为跨学科的新型领域，组织工程技术在从提出至今的几十年间获得了长足的进步。

在组织工程研究与实践中，细胞支架尤为重要。它不仅为细胞生长提供结构支撑以抵抗外力，在体内维持组织形状和骨架的完整，而且为细胞提供生长场所，减少细胞失活，引导特殊细胞功能，调节细胞间的相互作用。细胞支架还能够引导组织再生或控制组织结构甚至可构成宿主免疫系统分子的物理障碍，避免免疫反应。用于组织修复的支架通常需要具有三维形态。相分离是构建三维支架材料的常见方法。相分离技术制备组织工程多孔支架的一般过程为：将聚合物溶解在溶剂中，保持溶液温度高于其相分离点，此时高分子链在溶剂中充分展开，而当温度下降或者非溶剂存在时，溶液发生相分离，形成聚合物富相和贫相。在降温的条件下，聚合物结晶(非晶质聚合物不结晶但也会发生相分离)，随着相分离的发生，体系达到新的热力学和动力学平衡，再将已达到平衡的体系直接进行冷冻干燥，或者先置换溶剂再冷冻干燥，即可得到多孔支架。

明胶(gelatin)是一种典型的、被广泛应用的天然材料，由动物组织的细胞外基质中的胶原成分提炼得到，其主要成分是氨基酸，具有很多合成材料所缺乏的优点。与胶原相比，明胶去除了胶原的免疫原性和减少了可能存在的病原体感染性，同时也保持了胶原原有的三维螺旋结构，含有类似精氨酸-甘氨酸-天冬氨酸(RGD)序列，具有良好的生物性能，能够促进细胞的黏附和迁移，而且价格更加便宜。作为一种天然的生物材料，明胶已经广泛应用于组织工程中，其良好的生物相容性和对细胞存活的促进作用已得到充分的证实。但是，作为水溶性的天然材料，明胶支架在单独使用时，因为溶解作用而容易崩解，而且其脆性也较大。用交联的方法可以增加明胶分子间作用力，进而增强其力学性能，并改变其降解的速率。可以采用茚三酮法，通过支架交联前后的氨基物质的量的变化，计算得到交联剂浓度与支架交联度的对应关系。

$$交联度= (NH_{control} - NH_{sample}) / NH_{control}$$

式中，$NH_{control}$ 与 NH_{sample} 分别表示未交联明胶组(空白对照)与交联组中剩余氨基的含量。

三、实验内容

1. 实验设备

紫外-可见分光光度计(NanoDrop 2000/2000c)。

2. 实验材料

明胶，戊二醛，茚三酮，乙二醇-甲醚，NaOH，$SnCl_2 \cdot H_2O$，柠檬酸，甘氨酸，异丙醇。

3. 实验步骤

1）明胶多孔细胞支架的制备

称取 1.6g 明胶粉末置于 50mL 烧杯中，加入 20mL 超纯水，在 50℃下搅拌溶解后，将溶液转移至 50mL 塑料试管。–20℃预冻 1h，–20℃冷冻干燥 3 天，室温真空干燥 1 天，得到明胶多孔细胞支架，置于干燥器中备用。

2）交联

将支架分别放入 10mL 质量分数为 1%、0.5%和 0.1%的戊二醛水溶液中，交联 2h 后取出，冷冻干燥。

3）交联度测量

配制 25mL 含有 0.1mol/L NaOH、1.6mol/L $SnCl_2 \cdot 2H_2O$ 和 4mol/L 柠檬酸的混合水溶液；配制 25mL 含有 40g/mL 茚三酮的乙二醇-甲醚溶液；将以上两种溶液混合搅拌 45min，避光保存。称取样品（交联后的支架）或者空白样(明胶粉末)20mg，溶解于 1mL 上述混合溶液中，100℃下反应 20min；冷却至室温，加入 5mL 50%异丙醇水溶液，搅拌均匀后，用紫外-可见分光光度计测量其在 570nm 处的紫外吸收；用同样的方法测量 5μmol/mL、2.5μmol/mL、1.25μmol/mL、0.625μmol/mL、0.3125μmol/mL 甘氨酸溶液的吸光度值，作标准曲线，计算氨基的含量。

四、注意事项

戊二醛具有刺激性气味，注意通风。

五、思考题

（1）可以用于制备组织工程支架的材料有哪些？
（2）明胶作为制备组织工程支架的材料有哪些优缺点？
（3）除了戊二醛，还可以选择其他哪些交联剂？有何优缺点？

参 考 文 献

牟星, 彭鹏, 孙琪, 等. 2015. 甲醇、戊二醛交联剂对丝素蛋白/明胶多孔支架的性能影响[J]. 功能材料, 46(3): 3023-3027.
朱继翔, 陈晓明, 彭晔, 等. 2013. 京尼平交联明胶多孔支架的制备及降解[J]. 合成材料老化与应用, 42(6):5-7.

实验 5 羟基磷灰石粉体的合成

一、实验目的

（1）掌握羟基磷灰石粉体的制备、原理及其在生物医学中的应用。

（2）了解羟基磷灰石的表征方法及生物相容性。

二、实验原理

羟基磷灰石（hydroxyapatite），简称 HAP，分子式为 $Ca_{10}(PO_4)_6(OH)_2$，是脊椎动物骨无机质的主要成分，约占骨总量的 70%。将天然或人工合成的 HAP 用作生物医学植入材料，其具有良好的生物相容性和生物活性，可以引导骨的生长并与骨组织形成牢固的骨性结合。用 HAP 制备的人工骨是生物活性陶瓷的代表性材料。生物活性材料是指能够在材料和组织界面上诱导生物或化学反应，使材料与组织之间形成较强的化学键结合，达到组织修复的目的。HAP 在组成上与人体骨相似，与人体骨、肌肉和皮肤组织等有良好的生物相容性，植入体内不仅安全、无毒，还能引导骨组织长入其多孔结构内部，实现骨性结合。HAP 和多孔陶瓷多作为人工骨使用，具有表面生物活性，一般不易降解，通常作为骨充填或替换材料使用，如用于中耳听骨置换、人工义眼、牙槽骨填充和颅骨修复等。

HAP 的制备方法很多，主要分为固相法和液相法两大类。固相法是通过研磨等方法将磷酸盐与钙盐充分混合，在高温下使其发生固相反应，合成 HAP 粉末。液相法是在水溶液中，以磷酸、含磷和含钙的化学试剂为原料，在一定条件下发生化学反应，生成溶解度较小的 HAP 晶粒，包括化学沉淀法、水热合成法、溶胶-凝胶法、微乳液法等。

化学沉淀法因具有实验条件要求不高、反应容易控制等优点而得到广泛应用。通常是在溶液状态下将不同化学成分的物质混合，在混合溶液中加入适量的沉淀剂得到材料的前驱沉淀物，再将此沉淀物结晶进行干燥或煅烧制得相应的材料。化学沉淀法制备 HAP 大多采用无机钙盐和磷酸盐或磷酸反应得到。常采用的钙盐有 $CaCl_2$、$Ca(OH)_2$、$Ca(NO_3)_2$ 等，常采用的磷酸盐有 K_2HPO_4、Na_3PO_4 和 $(NH_4)_2HPO_4$ 等，发生酸碱中和反应生成 HAP 颗粒。化学沉淀法中影响 HAP 合成的因素主要有反应物的 Ca/P 值（物质的量比）、pH、合成温度、反应原料纯度、反应原料浓度、反应物的混合步骤、沉淀剂的选择和添加速率等，其中反应物的 Ca/P 值尤为重要，当反应物的 Ca/P 值为 1.67 时，反应倾向于生成 HAP，而 Ca/P 值为 1.5 时，反应倾向于生成 β-磷酸三钙（β-TCP）。化学沉淀法制备 HAP 的经济成本较低，易实现工业生产。化学沉淀法制备 HAP 的主要原理是在含有可溶性钙盐和磷酸盐的水溶液中加入适量的沉淀剂（如稀磷酸），在特定条件下使溶液中的组分发生化学反应，形成不溶性的产物析出，再进行脱水、干燥、研磨和煅烧，获得 HAP 粉末。本实验的反应为中和反应，方程式如下：

$$10\ Ca(OH)_2 + 6\ H_3PO_4 \xrightarrow{\text{室温}} Ca_{10}(PO_4)_6(OH)_2 + 18\ H_2O$$

三、实验内容

1. 实验设备

电子天平，磁力搅拌器，烘箱，高温程序炉。

2. 实验材料

瓷研钵，陶瓷柄皿，玻璃棒，烧杯，量筒，酸式滴定管，布氏漏斗，磷酸（85%），氢氧化钙（A. R.），去离子水，精密 pH 试纸，滤纸。

3. 实验步骤

按照上述反应式（HAP 的 Ca/P 值 1.67），采用化学沉淀法合成 HAP。以氢氧化钙和磷酸（市售 85%磷酸，相对密度 1.874）为原料，进行配方计算，确定各原料的用量，预计获得总质量为 50g 的 HAP。通过计算（要求学生掌握计算方法），确定氢氧化钙为 36.85g，市售 85%磷酸为 18.4mL。具体步骤如下：

（1）将 200mL 去离子水注入 500mL 烧杯中，用电子天平称取 36.85g 氢氧化钙粉体，在搅拌（可用磁力搅拌或玻璃棒搅拌）下加入烧杯中，制成氢氧化钙悬浮液，搅拌均匀后备用。

（2）用量筒量取 20mL 85%磷酸，倒入盛有 100mL 去离子水的烧杯中，获得稀磷酸溶液。

（3）将稀磷酸加入酸式滴定管中，逐渐缓慢地将稀磷酸滴加到搅拌状态下的氢氧化钙悬浮液中。当稀磷酸加入量为总量的 2/3～3/4 时，频繁用精密 pH 试纸测试溶液 pH。当 pH 接近 7 时，小心滴加，直至溶液略显酸性（pH 略小于 7）。此时停止滴加，继续搅拌，至溶液再次显中性时，继续滴加稀磷酸，至溶液 pH 略小于 7，停止滴加，继续搅拌。如此反复，最后调节溶液至呈中性或略显碱性为止。

（4）将反应完全的悬浮液用布氏漏斗过滤，过滤产物放入陶瓷柄皿中，置于烘箱中在 120℃下干燥至恒量。

（5）将干燥产物放入瓷研钵中研细，置于陶瓷柄皿中，放入高温程序炉中在 900℃下煅烧 1h。自然冷却后，取出待检。观察煅烧产物，其颜色应为浅绿色或蓝色。

HAP 的合成除了准确的配料外，其反应产物还与制备工艺中的多种因素有关，尤其是与空气的湿度有关，高湿度环境有利于 HAP 的煅烧合成。干燥环境有可能丢失羟基，得到白色的氧磷灰石。

（6）煅烧产物采用 X 射线衍射（XRD）或傅里叶变换红外光谱（FTIR）分析，

鉴别是否获得 HAP 粉体。HAP 的 XRD 图谱和 FTIR 图谱分别见图 2-2 和图 2-3。

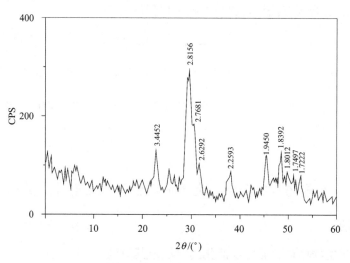

图 2-2　HAP 的 XRD 图谱

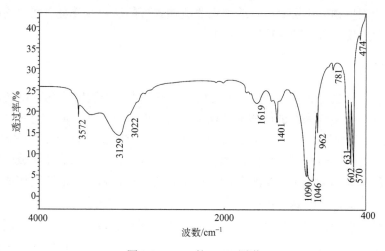

图 2-3　HAP 的 FTIR 图谱

四、注意事项

（1）在处理具有腐蚀性的氢氧化钙和磷酸时请注意保护眼睛和皮肤，以免灼伤。

（2）注意掌握计算方法，称取原料时要准确。

（3）注意记录煅烧时的空气湿度，作为实验条件之一。

五、思考题

（1）为什么滴定至溶液中性后，隔一段时间需要继续滴加磷酸？

（2）HAP 的合成实验中影响合成结果的因素有哪些？

（3）HAP 的合成方法还有哪些？各有何优缺点？

参 考 文 献

宋瑶, 张保宏, 薛涛. 2014. 生物相容性纳米羟基磷灰石的制备与表征[J]. 西安工程大学学报, 28(4): 418-421.

赵颜忠, 杨敏, 张海斌, 等. 2016. 功能性纳米羟基磷灰石的制备及其表征[J]. 中国有色金属学报, 26(6): 1235-1245.

实验 6　钛及钛合金表面改性及生物矿化实验

一、实验目的

（1）了解生物材料表面生物活化的方法及其原理。

（2）了解钛及钛合金表面酸碱处理前后的表面形貌变化。

（3）观察生物矿化实验后，改性和非改性处理的钛及钛合金表面的钙磷矿物沉积的状态和形貌，探讨其生物活化的机理。

二、实验原理

表面生物活性是美国 Hench 教授发明 45S5 生物玻璃时研究发现的，即发现 $CaO-P_2O_5-SiO_2-Na_2O$ 系统的硅酸盐玻璃具有很高的生物活性，能够与骨组织发生骨性结合，产生化学键的结合，其机理是其表面在体内通过钠离子的溶出和表面水解，形成了特殊的表面凸凹的微结构和化学基团（如 Si—OH），从而能够吸附体液中的 Ca^{2+}，进而继续吸附体液中的 PO_4^{3-}，使得钙磷离子可在材料表面微结构的凹面处形成过饱和，导致羟基磷灰石矿化结晶，实现表面生物活性。

生物材料表面活化一般是指在其表面制备含有羟基磷灰石成分的涂层或薄膜，或通过表面处理技术使其表面在骨植入环境中能够通过生物矿化生成羟基磷灰石矿化层，因此可以与骨组织形成骨性结合。不同的材料有不同处理方法，对于陶瓷材料，可在其中引入羟基磷灰石微晶，制备成复相陶瓷，使其具有一定的表面生物活性；对于高分子材料，通常采用加入羟基磷灰石等钙磷材料提高其表面活性，或通过表面接枝等方法，在其表面引入生物活性物质，如氨基酸、蛋白质分子等；对于金属材料，通常是采用不同涂层和薄膜制备方法，在其表面制备羟基磷灰石涂层或薄膜，如采用等离子喷涂、溶胶-凝胶烧结、阳极氧化、电泳沉积-烧结、涂覆-烧结、物理或化学气相沉积、磁控溅射等，除了涂层和薄膜制备技术外，对于钛及钛合金材料还可以采用酸碱腐蚀等处理方法使其表面形成类似生物活性玻璃的表面微结构和基团，如通过酸碱腐蚀，使钛及钛合金表面形成微观的凸凹结构，形成 TiO_2 凝胶层，该凝胶层的水化可形成类似 Si—OH 基团的 Ti—OH，从而在其表面引导钙磷离子沉积和矿化，形成羟基磷灰石矿化层，实现钛及钛合金的表面生物活化。目前，广泛应用的纯钛人工种植牙，其表面活化的方法就是基于这种原理，种植牙可与牙槽骨实现长久的骨性结合。

三、实验内容

1. 实验设备

小型喷砂机，干燥箱，马弗炉（1200℃），超声波清洗器，扫描电子显微镜（SEM），电子能谱仪（EDS）。

2. 实验材料

各级金相砂纸，纯钛片（10mm×10mm×1mm，AT2，西北有色金属研究院) 4 片，丙酮，75%乙醇，蒸馏水，2.75mol/L HF 和 3.94mol/L HNO$_3$ 1∶1 混合液（HH 液），3.73mol/L H$_2$SO$_4$ 和 3.2mol/L HCl 混合液（HL 液），5mol/L NaOH 溶液，双蒸水，模拟体液(simulated body fluid，SBF)SBF-A 和 SBF-B(根据 Kokubo 等的 SBF 配方离子浓度浓缩 5 倍后改进，参照 Barrere 等的方法配制。SBF-A 配制后各离子浓度：Na$^+$714.8mmol/L 、 Ca^{2+}12.5mmol/L 、 Mg^{2+}7.5mmol/L 、 Cl$^-$723.8mmol/L 、 HPO$_4^{2-}$ 5.0mmol/L、HCO$_3^-$ 21.0mmol/L。SBF-B 配制后各离子浓度：Na$^+$704.2mmol/L、Ca^{2+}12.5mmol/L 、 Mg^{2+}1.5mmol/L 、 Cl$^-$711.8mmol/L 、 HPO$_4^{2-}$ 5.0mmol/L 、 HCO$_3^-$ 10.5mmol/L）。

3. 实验步骤

1）表面酸碱腐蚀

纯钛片 4 片，随机分为 A、B 两组，每组 2 片。A 组和 B 组分别用金相砂纸依次打磨，大颗粒喷砂，依次用丙酮、75%乙醇、蒸馏水分别超声清洗 15min 备用。B 组试样用 HH 液浸泡 2min 后，用双蒸水冲洗；再用 HL 液浸泡 30min 后，用双蒸水冲洗，37℃干燥后，再用 5mol/L NaOH 溶液在 60℃下浸泡 24h，用双蒸水冲洗，37℃干燥；置于马弗炉中加热，以 10℃/min 的速度升至 600℃，持续 1h，随炉冷却。

2）表面生物矿化

将 A、B 两组试样分别浸于 SBF-A 中 24h 后，用去离子水冲洗，超声清洗 30s，37℃干燥 24h。然后浸于 SBF-B 中 24h，用去离子水冲洗，超声清洗 30s，37℃干燥 24h。

3）试样表面分析

用扫描电子显微镜观察生物矿化后的 A、B 组试样结晶的形貌，用电子能谱仪分析钛表面的元素组成。

四、注意事项

（1）实验中使用含氢氟酸、硝酸和氢氧化钠强腐蚀性的液体，要特别注意眼睛和皮肤的防护，以免灼伤。

（2）双蒸水冲洗矿化后的样品要注意避免高速液体冲击，破坏矿化的表面结构，同时要注意保护样品表面，避免污染。

五、思考题

（1）酸处理是为了达到什么目的？碱处理又是为了达到什么目的？

（2）生物玻璃的生物活性机理与酸碱处理的纯钛的生物活性机理有什么异同？

（3）表面生物活化的纯钛可以用在哪些临床领域？

（4）为什么未处理的钛片不能产生生物矿化？

参 考 文 献

陈卓凡, 朱文军, 宁成云, 等. 2007. 纯钛表面酸碱处理及生物矿化的初步研究[J]. 中国口腔种植学杂志, 12(3): 155-158+165.

何福明, 陈松, 刘丽, 等. 2006. 纯钛表面快速沉积羟基磷灰石涂层的实验研究[J]. 中华口腔医学杂志, 41(4): 240-241.

Barrere F, van B C, de G K, et al. 2002. Nucleation of biomimetic Ca-P coatings on Ti$_6$Al$_4$V from a SBF×5 solution: influence of magnesium[J]. Biomaterials, 23: 2211-2220.

Kokubo T, Kim H M, Kawashita M, et al. 2004. Bioactive metals preparation and properties[J]. J Mater Sci Mater Med, 15: 99-107.

实验 7　溶胶-凝胶法制备纳米生物玻璃粉体

一、实验目的

（1）了解溶胶-凝胶法制备微纳米粉体的方法和原理。

（2）了解溶胶-凝胶法制备硅酸盐生物玻璃的具体方法。

二、实验原理

1846 年，法国化学家 Ebelmen 发现正硅酸酯在空气中水解时会形成凝胶，从而开创了溶胶-凝胶(sol-gel)化学的新纪元。溶胶-凝胶法是以金属烷氧化物为先驱体，通过这种先驱体的水解与缩合反应形成溶胶，最后通过缩聚反应形成凝胶。凝胶网络间充满了失去流动性的溶剂，凝胶经过干燥（尤其是冷冻干燥）、烧结固化可制备出纳米级粉体材料。这是一种制备金属氧化物材料的湿化学方法。溶胶是一个溶质高度分散的体系，采用一定的方法，如冷却、陈化或引入缩合剂，使溶胶中的溶剂缩合形成三维网络，溶胶失去流动性，形成凝胶；凝胶的形成使得其中的固体颗粒高度分散，当凝胶干燥时，尤其是采用冷冻干燥时，这种溶质的分散状态得以完全或部分保留，因此干燥、煅烧后可以获得高度分散的纳米材料。由于该法在制备高分散性多组分陶瓷、有机-无机杂化材料等方面具有独特的优点，所以溶胶-凝胶化学，特别是过渡金属醇盐的溶胶-凝胶化学受到广泛的重视。

三、实验内容

1. 实验设备

加热磁力搅拌器，真空干燥箱（200℃），马弗炉（1000℃），扫描电子显微镜。

2. 实验材料

玛瑙或陶瓷研钵，筛子（40 目），正硅酸乙酯，磷酸三乙酯，硝酸钙 $[Ca(NO_3)_2·4H_2O]$，盐酸，去离子水。

3. 实验步骤

1）生物玻璃前驱体凝胶的制备

本实验按 60%SiO_2-5%P_2O_5-35%CaO 系统生物玻璃配方，以制备 50g 生物玻璃粉体为总量计算原料，制备溶胶，其中的 SiO_2 由正硅酸乙酯引入，P_2O_5 由磷酸三乙酯引入，CaO 由硝酸钙$[Ca(NO_3)_2·4H_2O]$引入，盐酸为催化剂。按照配方计算，依次将每种原料加入含 HCl（20mL 1mol/L 盐酸加入 90mL 蒸馏水中）的蒸馏水溶液烧杯中，搅拌 1h 制成均匀溶液，在室温下陈化 72h，使水解缩聚反应充分进行，形成凝胶。

2）凝胶的干燥

将凝胶置于 70℃和 150℃的真空干燥箱中分别干燥 72h 和 48h，得到凝胶块。

3）凝胶的煅烧

在箱式电阻马弗炉内以 15℃/min 左右的升温速度，升温至 700℃保温 3h。自然冷却后，将煅烧块置于研钵内研磨，筛取颗粒度为 200～350μm 的生物玻璃颗粒用于扫描电子显微镜观察。

4）扫描电子显微镜观察

将筛取的颗粒用导电胶固定，喷金，进行扫描电子显微镜观察，分析其微观结构形态、颗粒真实粒径和粒径分布。

四、注意事项

（1）实验开始前一天，需以作业形式完成各原料用量的计算。
（2）该实验周期较长，需要合理规划时间，在数天内完成实验。

五、思考题

（1）为什么溶胶-凝胶法可以制备高分散的纳米颗粒？
（2）高温煅烧的目的是什么？
（3）冷冻干燥有什么优缺点？

参 考 文 献

陈晓峰, 李玉莉, 赵娜如. 2007. 溶胶-凝胶生物活性玻璃的纳米结构分析研究[J]. 硅酸盐通报, (2): 247-251.
杨宇霞, 王迎军, 陈晓峰. 2004. CaO-P$_2$O$_5$-SiO$_2$系统生物活性纳米粒子形貌和粒径分布影响因素探讨[J]. 硅酸盐通报, (6): 93-97+105.

第二节　生物医学材料的成型与加工

实验 8　医用薄膜的吹塑成型

一、实验目的

（1）了解吹膜机的结构和工作原理。
（2）了解塑料的挤出吹胀成型原理。
（3）掌握医用聚乙烯包装薄膜的吹膜操作方法，熟悉工艺参数对成膜的影响。

二、实验原理

塑料薄膜是一类重要的高分子材料制品，具有质轻、强度高、平整、光洁和透明等优点，同时加工容易、价格低廉，因此在日常用品和医用包装等领域得到广泛的应用。

塑料薄膜可以用多种方法成型，如压延、流延、拉幅和吹塑等方法。其中，吹塑法最为经济，工艺和设备比较简单，对结晶和无定形塑料都适用，既能生产窄幅，又能生产宽达 10m 的膜，吹塑过程中塑料薄片的纵、横向都得到拉伸取向，制品质量较高。

吹塑成型时，塑料从挤出机口模挤出成管坯引出，由管坯内芯棒中心孔引入压缩空气使管坯吹胀成膜管，经空气冷却定型、牵引卷绕而成薄膜。吹塑薄膜通常分为平挤上吹、平挤平吹和平挤下吹三种工艺。成型过程一般包括挤出、初定型、定型、冷却牵伸、收卷和切割等。本实验采用平挤上吹法进行。

塑料薄膜的吹塑成型是基于高聚物的相对分子质量高、分子间作用力大而具有可塑性及成膜性能。当塑料熔体通过挤出机机头的环形间隙口模而成管坯后，因通入压缩空气而膨胀为膜管，而膜管被夹持向前进行拉伸、厚度变薄。膜管的大分子经过纵向和横向的拉伸发生一定取向，薄膜的拉伸强度随之改善。

为了获得性能良好的薄膜，纵、横向的拉伸作用尽量取得平衡，也就是纵向的拉伸比（牵引膜管向上的速度与口模处熔体的挤出速度之比）与横向的吹胀比（膜管的直径与口模直径之比）应尽量相等。实际上，操作时因受到冷却风环直径的限制，吹胀比可调节的范围有限，而且吹胀比又不宜过大，否则造成膜管不稳定。因此，拉伸比和吹胀比是很难一致的，即薄膜的纵、横向强度总有差异。

在吹塑过程中，塑料沿着螺杆向机头口模挤出直至成膜，经历黏度、相变等一系列变化。与这些变化有密切关系的是螺杆各段的温度和转速是否稳定，机头的压力、风环吹风冷却及吹入空气压力，膜管拉伸作用等相互配合与协调都直接影响薄膜性能的优劣和生产效率的高低。

各段温度和机外冷却效果是最重要的因素。熔体温度升高，黏度降低，机头压力减小，挤出流量增大，有利于提高产量。但若温度过高和螺杆转速过快，剪切作用过大，易使塑料分解，且出现膜管冷却不良，膜管的直径就难以稳定，将形成不稳定的膜管"长颈"现象，所得膜管直径和壁厚不均，甚至影响操作的顺利进行。因此，通常是控制稍低一些的熔体挤出温度和速度。

风环是冷却挤出膜管坯的装置，位于离膜管坯的四周。操作时可调节风量的大小控制管坯的冷却速度，上、下移动风环的位置可以控制膜管的"冷冻线"。冷冻线是结晶型塑料的相转变线，是熔体挤出后从无定形态到结晶态的转变。冷冻线位置的高低对于稳定膜管、控制薄膜的质量有直接的关系。对聚乙烯来说，当冷冻线低，即离口模很近时，熔体因快速冷冻而定型，所得薄膜表面质量不均，有粗糙面；粗糙程度随冷冻线远离口模而下降，对膜的均匀性是有利的。但若使冷冻线过分远离口模，则会使薄膜的雾度增大、透明度降低，且影响其横向撕裂强度。冷却风环与口模距离一般是 30～100mm。

膜管内的压缩空气除冷却外还有膨胀作用，气量太大时，膜管难以平衡，容易被吹破。实际上，当操作稳定后，膜管内的空气压力是稳定的，不必经常调节压缩空气的通入量。膜管的膨胀程度即吹胀比，一般控制在 2～6。

牵引也是调节膜厚的重要环节。牵引辊与挤出口模的中心位置必须对准，这样能防止薄膜卷绕时出现的折皱现象。为了取得直径一致的膜管，膜管内的空气不能漏失，故要求牵引辊表面包覆橡胶，使膜管与牵引辊完全紧贴。牵引比不宜太大，否则易拉断膜管，牵引比通常控制在 4～6。

三、实验内容

1. 实验设备

（1）SJ-25 单螺杆挤出吹膜机。

（2）测厚仪等。

2．实验用品

低密度聚乙烯(LDPE)（型号 LD605 或 951-000）。

3．实验步骤

（1）挤出机加热。接通电源，打开加热开关，设定温度：100℃、140℃、140℃、140℃、140℃（模头），达到设定温度并稳定 20min。

（2）启动空气压缩机。打开空气压缩机的开关和气嘴开关，用手感觉是否有气流从芯棒中心喷出，启动牵引开关和收卷开关。

（3）启动主机螺杆 5r/min，从下料口观察螺杆是否运转正常，螺杆运转无异常，逐步提高转速到 10r/min，在漏斗中加入少量的 LDPE 粒子。然后将螺杆转速调高到 18～20r/min，待口模有熔体挤出后，观察管膜厚度是否均匀，如果不均匀则需要调节口模间隙，如果管膜厚度均匀则进入下一步操作。

（4）左手戴上手套将挤出管坯慢慢向上并将其送入牵引辊之间，然后从上面引出薄膜，通过上、中、下导辊进入收卷辊，然后卷绕在收卷辊的纸筒上。

（5）调节压缩空气开关，观察膜管形状变化、冷冻线位置变化及膜管尺寸的变化等，根据实际情况调整挤出流量、风环位置和风量、牵引速度、膜管内的压缩空气量等。

（6）待膜管形状稳定、薄膜折径已达实验要求时，不再通入压缩空气，更换收卷筒。

（7）收卷达到要求后挤出螺杆存料，逐步降低螺杆转速至"0"，清理机头和衬套内的残留塑料。

（8）关闭牵引机、收卷机和空气压缩机开关，关闭电源开关。

（9）裁剪薄膜样品，测试薄膜的厚度、横向和纵向的拉伸性能。

四、注意事项

（1）熔体被挤出前，操作者不得位于口模的正前方，以防意外伤人。操作时严防金属杂质和小工具落入挤出机筒内。操作时要戴手套。

（2）清理挤出机的螺杆和口模时，只能用铜刀、铜棒或压缩空气，以免损伤螺杆和口模的光洁表面。

（3）吹塑管坯的压缩空气压力要适当，既不能使管坯破裂，又能保证膜管稳定牵引。

（4）吹塑过程要密切注意各项工艺条件的稳定，不应该有所波动。

五、思考题

（1）影响吹塑薄膜厚度均匀性的因素是什么？如何解决？

（2）吹塑薄膜的纵向和横向的机械性能有没有差异？为什么？

（3）吹膜产品还可能出现哪些质量问题？

参 考 文 献

马秀清, 翟文斌, 程琨. 2019. 狭缝初始高度对共挤出吹膜机头的影响[J]. 塑料, 48(4): 87-90+95.

王贵恒. 2004. 高分子材料成型加工原理[M]. 北京: 化学工业出版社.

赵倩. 2018. 吹塑工艺对 LDPE 薄膜雾度的影响[J]. 石化技术, 25(7): 331-332.

附录：实验现象分析与解决办法

A. 薄膜透明度不高

故障原因：①挤出温度偏低，树脂塑化不良，造成吹塑后薄膜的透明性较差；②吹胀比过小；③冷却效果不佳，从而影响了薄膜的透明度；④树脂原料中的水分含量过大；⑤牵引速度太快，薄膜冷却不足。

解决办法：①适当提高挤出温度，使树脂能够均匀塑化；②适当提高吹胀比；③加大风量，提高冷却效果；④对原料进行烘干处理；⑤适当降低牵引速度。

B. 薄膜出现褶皱

故障原因：①薄膜厚度不均匀；②冷却效果不好；③吹胀比太大，造成膜管不稳定，左右来回摆动，容易出现褶皱；④"人"字夹板的夹角过大，膜管在短距离内被压扁，因此薄膜也容易出现褶皱；⑤牵引辊两边的压力不一致，一边高一边低；⑥各导向辊之间的轴线不平行，影响薄膜的稳定性和平展性，从而出现褶皱。

解决办法：①调整薄膜的厚度，保证厚度均匀一致；②提高冷却效果，保证薄膜能够充分冷却；③适当降低吹胀比；④适当减小"人"字夹板的夹角；⑤调整牵引辊的压力，保证薄膜受力均匀；⑥检查各导向辊的轴线，并使之相互平行。

C. 薄膜厚薄不均

a. 薄膜偏厚

故障原因：①口模间隙和挤出量偏大，因此薄膜偏厚；②冷却风环的风量太大，薄膜冷却太快；③牵引速度太慢。

解决办法：①调整口模间隙；②适当减小风环的风量，使薄膜进一步吹胀，从而使其厚度变薄；③适当提高牵引速度。

b. 薄膜偏薄

故障原因：①口模间隙偏小，阻力太大，因此薄膜偏薄；②冷却风环的风量太小，薄膜冷却太慢；③牵引速度太快，薄膜拉伸过度，从而使厚度变薄。

解决办法：①调整口模间隙；②适当增大风环的风量，加快薄膜的冷却；③适当降低牵引速度。

D. 薄膜有雾状水纹

故障原因：①挤出温度偏低，树脂塑化不良；②树脂受潮，水分含量过高。

解决办法：①调整挤出机的温度设置，并适当提高挤出温度；②将树脂原料烘干，一般要求树脂的含水量不能超过 0.3%。

E. 薄膜表面粗糙，凹凸不平

故障原因：①挤出温度太低，树脂塑化不良；②挤出速度太快。

解决办法：①调整挤出的温度设置，并适当提高挤出温度，保证树脂塑化良好；②适当降低挤出速度。

F. 薄膜有异味

故障原因：①树脂原料本身有异味；②熔融树脂的挤出温度太高，造成树脂分解，从而产生异味；③膜管冷却不足，膜管内的热空气没有排除干净。

解决办法：①更换树脂原料；②调整挤出温度；③提高冷却风环的冷却效率，使膜管充分冷却。

实验 9　医用薄膜的流延成型

一、实验目的

（1）熟悉流延成型的原理，了解挤出流延工艺参数对薄膜制品性能的影响。
（2）了解流延膜成型机的基本结构及各部分的作用，掌握流延膜成型的操作方法。
（3）了解薄膜横向和纵向力学性能的差异和原因。

二、实验原理

流延成型是热塑性塑料挤出成型的方法之一。塑料挤出成型原理是塑料在挤出机中，在一定温度和压力下熔融塑化，并连续通过有固定截面的口模，经过冷却定型，得到具有特定断面形状的连续型材。无论挤出造粒还是挤出制品，都分为两个阶段：第一阶段，固体状树脂原料在机筒中借助料筒外部的加热和螺杆转动的剪切挤压作用而熔融，同时熔体在压力的推动下被连续挤出口模；第二阶段，被挤出熔体经冷却变为固体并得到特定形状和外观的制品，可为条状、片状、棒状、筒状、膜状等。因此，应用挤出方法既可以造粒，也能够生产型材、板材或膜材。

流延成型原理：原料进入挤出机的机筒后，在转动螺杆的搅拌、挤压和机筒加热等多种条件作用下熔融塑化；然后被螺杆推入成型模具，熔料在模具内逐渐被分流，经缓冲槽均匀从模具口挤出成为薄片状熔料，流延至平稳转动的辊筒上，刀形喷气口把压缩空气吹向膜面，使膜紧贴在辊面，经冷却辊筒降温定型，剥离辊面的薄膜经测厚、电晕处理和消除静电后收卷，制得流延薄膜。

三、实验内容

1. 实验设备

流延膜成型机。

2. 实验原料

低密度聚乙烯（LDPE）（型号 1C7A 或 2420K）。

3. 实验步骤

（1）设定流延膜成型机温度，各段温度见表 2-1，开通冷却水阀，打开流延膜成型机电源开关，启动控制计算机并设定温度。

表 2-1　流延膜成型机温度设定　　　　　　　　　　（单位：℃）

模头 V	模头 IV	模头 III	模头 II	模头 I
220	220	220	190	150

（2）待温度达到设定值并恒定 20min 后开启主机，把螺杆转速逐渐从 0 调到 30r/min（每次增加 5r/min），注意观察主机电流大小，一般不宜超过 6A。

（3）当塑料熔体从口模中均匀挤出 3～5min 后，启动冷却辊和牵引辊，并用铜刀引导熔体黏附在冷却辊上，将冷却后的薄膜引导进入牵引辊和收卷辊。

调节牵引辊转速 6～8r/min，收卷辊转速 6～8r/min，让薄膜适当绷紧。

（4）观察挤出流延形状和外观质量，记录温度、主机转速、牵引速度和收卷速度等工艺条件，记录一定时间内的挤出量，计算产率。

（5）流延膜制备完毕后，将主机螺杆转速逐渐降低到 0（每次调低 5r/min），不能一次降低太多。

（6）趁热除去机头中残留塑料，关闭牵引辊和收卷辊开关，关闭模头加热开关、风刀开关和冷却水开关，最后关闭主机电源，盖上加料盖。

四、注意事项

（1）挤出过程中，严防金属杂质、小工具等落入进料口中。熔体被挤出之前，任何人不得在机头口模的正前方，注意旋转辊筒危险。

（2）清理设备时，只能使用铜棒、铜制刀等工具，切忌损坏螺杆和口模等光洁表面。

（3）挤出过程中，要密切注意工艺条件的稳定，不得随意改动。如果发现不正常现象，应立即停车，进行检查处理再恢复实验。

五、思考题

（1）流延膜成型机的主要结构由哪些部分组成？

（2）影响流延膜均匀性的主要原因有哪些？怎样影响？如何控制？

（3）与吹膜成型相比，流延成型有何优缺点？

（4）医用产品和日常用品中，哪些制品是采用流延成型制备的？

参 考 文 献

马秀清, 翟文斌, 程琨. 2019. 狭缝初始高度对共挤出吹膜机头的影响[J]. 塑料, 48(4): 87-90+95.
王贵恒. 2004. 高分子材料成型加工原理[M]. 北京: 化学工业出版社.
张前磊. 2019. 高分子薄膜的拉伸加工物理研究[D]. 合肥: 中国科学技术大学.

附录 1：流延膜成型机和螺杆结构

SJ-20 流延膜成型机的结构示意图见图 2-4，其螺杆结构见图 2-5。

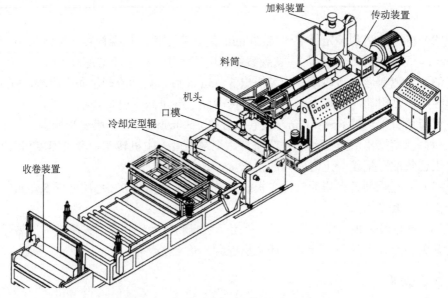

图 2-4　流延膜成型机结构示意图

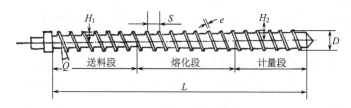

图 2-5　螺杆示意图

H_1—送料段螺槽深度；H_2—计量段螺槽深度；D—螺杆直径；　Q—螺旋角；L—螺杆长度；e—螺棱宽度；S—螺距

流延膜成型机一般由传动装置、加料装置、料筒、机头、口模、冷却定型辊和收卷装置等部件构成。

（1）传动装置。由电动机、减速机构和轴承等组成。具有保证挤出过程中螺杆转速恒定、制品质量的稳定及保证能够变速的作用。

（2）加料装置。无论原料是粒状、粉状还是片状，加料装置都采用加料斗。加料斗内应有切断料流、标定料量和卸除余料等装置。

（3）料筒。料筒是挤出机的主要部件之一，塑料的混合、塑化和加压过程都在其中进行。挤压时料筒内的压力可达 55MPa，工作温度一般为 180～250℃，因此料筒是受压和受热的容器，通常由高强度、坚韧耐磨和耐腐蚀的合金钢制成。料筒外部设有分区加热和冷却的装置，而且各自附有热电偶和自动仪表等。

（4）机头和口模。机头是口模与料筒之间的过渡部分，其长度和形状随所用塑料的种类、制品的形状、加热方法及挤出机的大小和类型而定。机头和口模结构的好坏，对制品的产量和质量影响很大，其尺寸根据流变学和实践经验确定。

（5）冷却定型辊。为流延薄膜降温并使其定型的一种大直径辊，一般由两个辊筒组成。第一辊筒直径在 80mm 左右，第二辊筒直径在 300mm 左右，两个辊筒内均通冷却循环水。为了得到较好的降温效果，最好使冷却水强制加快循环，这样可以提高薄膜成品的透明度和减少流延薄膜幅宽的收缩。

（6）收卷装置。由收卷电机驱动，将冷却定型后的薄膜均匀卷绕在卷筒上。

其中，螺杆是挤出机的关键部件，一般螺杆的结构如图 2-5 所示。

通过螺杆的转动，料筒内的塑料才能发生移动，得到增压和部分热量（摩擦热）。螺杆的几何参数，如直径、长径比、各段长度比例及螺槽深度等，对螺杆的工作特性均有重大影响，以下对螺杆的几何参数和作用做简单介绍。

螺杆直径（D）和长径比（L/D）是螺杆基本参数之一，螺杆直径常用以表示挤出机大小的规格，由所制制品的形状、大小和生产率决定。长径比是螺杆特性的重要参数，增大长径比可使塑料化更均匀。

螺杆按塑料在螺杆上运转的情况划分为送料、熔化和计量三个区段。在送料段中，塑料受热软化、压缩前移，但依然是固体状态。一般地，送料段是等距等深的，螺槽深度（H_1）不小于 0.1D，螺距（S）为 1D～1.5D。螺杆中部为熔化段（压缩段），塑料在该段中，除受热和前移外，已由粒状固体逐渐压实并软化为连续状的熔体，同时还将夹带的空气向送料段排出。熔化段一般为渐变，螺槽逐渐缩小，其程度由塑料的压缩比决定，压缩比为 1.5～5。低密度聚乙烯、软聚氯乙烯和聚酰胺的压缩比为 2～3；高密度聚乙烯和聚丙烯则为 3～5。熔化段的长度也与物料性能有关，其长度为 5D～15D。计量段（均化段）是螺杆的最后一段，这段的作用是使熔体进一步塑化均匀，并使料流定量、定压由机头流道均匀挤出，故称计量段。这段螺槽的截面可以是恒定的，但比前两段都小，其螺槽深度（H_2）为 0.02D～0.06D。计量段的长度与塑料种类有关，一般为 4D～7D。

附录 2：流延成型的原材料和工艺要求

A. 原料选择

塑料薄膜采用挤出流延法成型用原料，要求树脂熔体具有较好的流动性，所以应选择树脂熔体流动速率较大的材料。如果挤出流延成型聚丙烯（PP）薄膜时，应选择熔体流动速率为 10～12g/10min 的树脂。如果挤出流延成型聚乙烯薄膜时，应选择熔体流动速率为 3～10g/10min 的 LDPE 树脂。聚酰胺（PA）薄膜挤出流延成型要选择熔体流动速率为 1.8～2g/10min 的树脂。

另外，挤出流延薄膜成型用料选择还应注意薄膜应用条件的要求。例如，应用于需高温（大于 140℃）蒸煮杀菌用的 PP 薄膜用料，就应选用嵌段共聚蒸煮型聚丙烯；要求透明度高的 PP 挤出流延薄膜成型，应选择晶点少、透明度高的薄膜级的 PP 均聚物；使用时需要拉伸的 PE 流延膜（如缠绕膜和自黏性食品保鲜膜），应选择无添加剂（润滑剂、开口剂）的薄膜级聚乙烯树脂；医用级 PE 薄膜（医用手套、胶布底基）应选用有较好的回弹性和柔软性的挤出流延成型用原料。

B. 塑化挤出工艺温度

（1）挤出流延聚丙烯薄膜工艺温度。挤出机机筒温度从加料段开始分别是：180～200℃，200～220℃，220～230℃，230～240℃，240～260℃。

模具温度：中间部位 230～240℃，两端部位 250～260℃。

模具与机筒连接过渡段温度：240～260℃。

（2）挤出流延聚乙烯薄膜工艺温度。挤出机机筒温度从加料段开始分别是：180～190℃，190～200℃，200～210℃，210～220℃，220～230℃。

模具温度：中间部位 210～215℃，两端部位 220～225℃。

模具与机筒连接过渡段温度：210～220℃。

（3）挤出流延聚酰胺薄膜工艺温度。挤出机机筒温度从加料段开始分别是：240～250℃，250～260℃，260～270℃，270～280℃，280～285℃。

模具温度：中间部位 260～265℃，两端部位 270～275℃。

模具与机筒连接过渡段温度：260～270℃。

C. 流延薄膜冷却定型温度

聚丙烯流延薄膜冷却定型时，冷却温度控制在 18~25℃。聚乙烯流延薄膜冷却定型时，冷却温度控制在 20~30℃。聚酰胺流延薄膜的冷却定型需分两步冷却：第一步为膜降温的辊筒温度应控制在 90~100℃；第二步为膜降温的辊筒温度应控制在 20~40℃。这是由于聚酰胺是高结晶型聚合物，原料熔融温度范围窄，熔料黏度对温度变化非常敏感，为了得到平整、无褶皱的膜面，必须对聚酰胺流延薄膜缓慢降温。

实验 10　医用高分子材料的注塑成型

一、实验目的

（1）了解塑料注塑成型的基本原理和注塑机结构组成。
（2）掌握注塑机的基本操作方法。
（3）了解塑料注塑模具的结构和功能。
（4）掌握温度、压力、速度等工艺参数对塑料制件性能和质量的影响。

二、实验原理

1. 塑料注塑成型基本原理

塑料注塑成型利用塑料的可挤压性和可模塑性，首先将松散的粒料或粉状成型物料从注塑机的料斗送入高温的机筒内加热熔融塑化，使其逐渐熔融，并呈黏流状态，然后在螺杆或柱塞的高压推动下，以很大的流速通过料筒前端的喷嘴将熔体注入低温闭合的模具中，经一段时间保压冷却定型后，开模取出具有一定形状和尺寸的塑料制件。

2. 注塑成型工艺参数对产品成型质量的影响

对于塑料制品的成型而言，当塑料原材料、注塑机和模具结构确定之后，注塑工艺条件的选择和控制是决定成型质量的主要因素。一般来讲，注塑成型模具的主要工艺参数为温度、压力和时间。本实验以温度和压力为例介绍注塑成型工艺参数对产品成型质量的影响。

1）温度对制件的影响

注塑成型的温度通常指料温和模温两个方面。成型时，如果温度偏高，原材料易分解；熔体的表观黏度降低，流动性好，对于温度敏感的塑料尤其如此，充模容易，易溢料、溢边等；收缩率加大，易产生凹陷；结晶度下降；取向程度下降等。如果温度偏低，原材料不易分解；熔体表观黏度大，流动性差，充模困难，易产生充不满、熔接痕、冷块或僵块等。如果温度不均，制品易产生内应力，如在实际模腔中，各点的温度是不均匀的，熔体的流动属于非等温流动。

2）压力对制件的影响

注塑成型时的压力包括注射压力、保压力（型腔压力）、背压力（塑化压力）。注射压力与注射速度相辅相成，对熔体的流动和充模具有决定性作用；保压力和保压时间密切相关，主要影响模腔压力和最终的成型质量；背压力影响物料的塑化过程、塑化效果和塑化能力，并与螺杆转速有关。

三、实验内容

1. 实验设备

注塑机、注塑模具、游标卡尺等。

2. 实验材料

聚丙烯（PP）颗粒等。

3. 实验步骤

（1）打开电源开关，启动空气压缩机和注塑机主机。

（2）将料筒加热温度设定为 150℃、190℃、190℃、190℃，喷嘴设定 80%，等待料温达到设定的温度并稳定 20min。

（3）关闭安全门，按锁模键，直到动模向前移动终止。

（4）开启安全门，按调模按钮进入调模状态，调整动模。了解注塑机的装模空间，观察定模上的定位孔，动模上的顶出孔。

（5）实验教师安装模具并讲解模具安装过程。

（6）按下开模键，做开模和顶出动作。打开安全门，观察开模状态下的模具各部分的结构。

（7）加入塑料颗粒。

（8）根据制件的质量、原料的相对密度设置总注射量，大致设定好熔胶结束的位置（40~45）、设定储料压力、注塑速度、熔胶背压力、注射压力和保压时间等参数。

（9）按电机启动键，启动电机。

（10）按住锁模键，做闭合模具动作直到锁模结束。

（11）按住注射座前进键，使注射座前进至喷嘴口，与模具的主流道入口接触。

（12）按熔胶键，螺杆后退熔胶，到设定位置后自动停止熔胶。

（13）按住注射键，开始注射动作和保压动作。

（14）保压结束后，松开注射键，按熔胶键开始下一次熔胶。

（15）熔胶结束后，在冷却时间足够时，按下开模键做开模动作。

（16）开模后做顶出动作，打开安全门，取出制件。

（17）半自动操作方式，在确定的实验条件下，连续稳定地取出 5 模以上制件作为第 1 组实验，然后依次变化料筒温度、注射压力、保压力等参数，重复实验步骤（9）～（17）制取第（2）～（6）组试样。

（18）观察每组试样的质量，记录实验条件不同导致试样外观质量变化的情况。

四、注意事项

（1）试样制备完毕后，如果注塑其他高温塑料，务必用 PE 或者 PP 将料筒反复清洗干净才能关机。

（2）操作过程中应佩戴手套，避免烫伤。

（3）注塑和调模过程中，严禁将手伸入模具工作区域，避免压伤甚至压断手指。

（4）制件取不下来，要小心地用铜棒撬起，严禁使用铁质或者不锈钢工具，以免损伤模具。

五、思考题

（1）对于 PA66、PC 等塑料的注塑成型，温度设定值为多少？依据是什么？

（2）哪些医疗器械和用品是采用注塑成型加工？其优缺点有哪些？

（3）制品不完整出现缺料，如何调节注塑工艺参数生产出合格制品？

（4）制品的收缩率比较大，尺寸比设计要求偏小，怎样调节注塑工艺参数？

参 考 文 献

丁永峰, 龙婵娟. 2019. PC+ABS 工程塑料合金薄壁制件注塑工艺参数的优化[J]. 机械工程材料, 43(11): 12-15+31.

刘成娟, 刘成刚, 李延平. 2019. 高分子材料注塑成型技术应用及发展趋势[J]. 塑料工业, 47(10): 7-10+45.

王贵恒. 2004. 高分子材料成型加工原理[M]. 北京: 化学工业出版社.

附录：注塑机构成和模具知识

A. 注塑机的基本构成

本实验使用的注塑机为 TD-800 型注塑机，其基本结构如下：

（1）注射装置：由料斗、料筒、加热器、计量装置、螺杆及其驱动装置、喷嘴等部件组成，作用是保证定时定量地把塑料均匀地塑化，呈熔融状态，并以足够的压力和速度将塑料熔体注入闭合的模具型腔。

（2）锁模装置：实现模具的开闭，成型时提供足够的夹紧力使模具锁紧，开模时推出模内制件。

（3）液压传动和电器控制：实现注塑机的各种动作及各种工艺参数的调节和控制。

  B. 塑料注塑成型模具的基本组成

  注塑模由动模和定模两大部分组成，在注塑成型时，动模与定模闭合，构成浇注系统和型腔。本实验注塑模具的主要结构如下：

  （1）成型部件：包括型芯和型腔。

  （2）浇注系统：将塑料熔体由注塑机喷嘴引向型腔的一组进料通道，包括主流道、分流道、浇口等。

  （3）导向机构：确保动模和定模在合模时能够准确对中，通常是四柱导向。

  （4）脱模机构（顶出机构）：把型腔中定型后的制件及流道内的凝料推出或拉出。

  （5）温度调节系统：控制模具的温度，使熔融塑料在充满型腔后可迅速可靠定型。

  （6）排气系统：成型过程中的气体充分排出，常用排气槽排气或间隙排气。

  （7）分型抽芯机构：因为成型制件上有侧凹或侧孔，制件在被顶出之前必须进行侧向分型。

  （8）标准模架：整个模具的主骨架，通过它将模具的各个部分有机地组合在一起。

实验 11　医用微纳膜的溶液电纺实验

一、实验目的

  （1）掌握溶液静电纺丝工艺原理。

  （2）通过实验加深对静电纺丝设备结构的了解。

  （3）熟悉静电纺丝法制备微纳纤维膜的一般工艺。

  （4）了解工艺参数对静电纺丝性能的影响。

二、实验原理

  静电纺丝法是聚合物溶液或熔体在高压静电场下克服表面张力而产生带电喷射流，借助静电作用对射流体进行喷射拉伸，溶液在喷射过程中干燥、固化，最终落在接收装置上形成纤维毡或者其他形状的纤维。静电纺丝技术制得的纤维直径一般在数十纳米到数百纳米之间，且具有连续性的结构。静电纺丝装置一般由注射器、喷丝头（针尖）、高压电源和收集装置四部分组成，见图2-6。

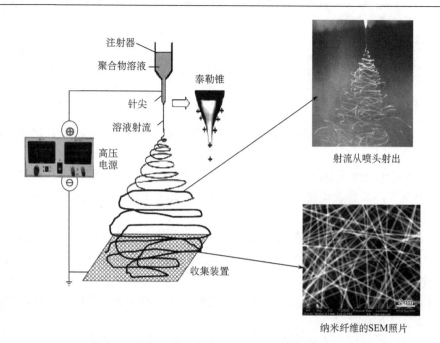

图 2-6　高压静电纺丝装置示意图

在典型的静电纺丝实验中，聚合物溶液悬垂液滴由表面张力将其维持在喷丝头的末端。当喷丝头与接地收集器间的静电场强度增加时，通过液体中离子的运动使液体表面带电。悬垂液滴被拉伸，形成泰勒（Taylor）锥，当表面上聚集的静电力足以克服液滴的表面张力时，射流产生高速喷射。接近液滴处的射流直径范围是 20～100μm。

产生高速射流后，射流路径在某一距离为直线。然后，在直线段下端由于空气阻力引起射流弯曲不稳定。这种弯曲允许射流在空间较小的区域内有较大的拉伸形成不稳定区，射流从不稳定起始处的分裂喷射逐渐转变为螺旋运动。静电力使射流伸长数千倍甚至数百万倍，于是射流变得非常细。在整个过程中溶剂挥发，最终所得的连续纳米纤维收集在金属板、卷绕转鼓或其他收集器上。

与传统的熔融纺丝或者溶液纺丝相比，静电纺丝能够制备超细纤维，其纤维直径在纳米和微米之间，比传统纺织纤维的直径小 1～2 个数量级。这种小直径提供大比表面积，其范围在 $10m^2/g$（当直径约为 500nm 时）～$1000m^2/g$（当直径约为 50nm 时）。这种超细纤维在过滤、防护织物和生物医药领域都有广泛的应用。

三、实验步骤

1. 实验设备

溶液静电纺丝机、搅拌器。

2. 实验材料

聚乙烯醇、去离子水。

3. 实验内容

（1）准确称量 1g 聚乙烯醇和 25g 去离子水，加热搅拌溶解，冷却，制成聚乙烯醇溶液。

（2）取适量配制好的聚乙烯醇溶液注入注射器中，排出气泡；将注射器固定在微量挤出泵上；以导管连接注射器和喷丝头；将高压电源正极夹在喷丝头上，负极接在收集装置上。

（3）打开微量挤出泵，选择合适的挤出速率。待溶液被缓慢挤出后，打开高压电源，选择合适的电压值（5～7kV）。适当调节接收距离，观察收集装置处得到聚乙烯醇微纳纤维膜样品。

（4）调节静电压值、纺丝液流量、接收距离等实验参数，观察纺丝液静电纺丝性能变化。

（5）纺丝完毕后，先关闭高压电源，再关闭微量挤出泵开关。

（6）清理仪器，清洗注射器和挤出导管。

四、注意事项

（1）注意操作安全，将电压调至 0 并关闭电源后再进行样品的收集处理、挤出泵的拆卸和更换样品溶液等操作。

（2）注意各种参数对静电纺丝性能的影响。

五、思考题

（1）静电纺丝的驱动力是什么？

（2）静电纺丝的影响因素有哪些？

（3）纺丝原液浓度对静电纺丝纤维有哪些影响？

（4）电压的高低对静电纺丝纤维的直径有哪些影响？

（5）静电纺丝过程中，射流是如何飞行并被拉伸成纤维的？

参 考 文 献

何铁石. 2017. 静电纺丝技术与应用[M]. 北京: 中国原子能出版社.

刘科, 钟志成, 乔辉. 2020. 纺丝参数对 PS 纳米纤维形态和直径的影响[J]. 塑料科技, 48(4): 51-54.

谭铭浩, 张良, 朱继翔, 等. 2017. 静电纺丝法制备载银敷料及其性能表征[J].化工新型材料, 45(4): 248-251.

实验 12 医用组织补片的熔体电纺 3D 打印

一、实验目的

（1）了解熔体电纺 3D 打印机的组成和工作原理。

（2）掌握熔体电纺 3D 打印机的操作方法。

（3）掌握工艺参数变化对医用组织补片性能的影响。

二、实验原理

熔体电纺 3D 打印是一种将静电纺丝技术和 3D 打印技术结合的技术，将聚合物加热熔融后利用高压静电场力对聚合物熔体进行拉伸，通过引入鞘气聚焦使聚合物熔体拉伸、冷却制备微纳纤维。由于聚合物熔体的黏度较高且不导电，纺丝过程中鞭动小，电学性能稳定，可以实现精确 3D 打印和纤维直写，可制备有序排列、逐层堆积、相互贯通的 3D 网络结构，获得有序或无序排列的微纳纤维，可模拟天然细胞外基质，特别适合制备组织工程支架和医用组织补片，其工作原理和电纺产品照片分别见图 2-7 和图 2-8。

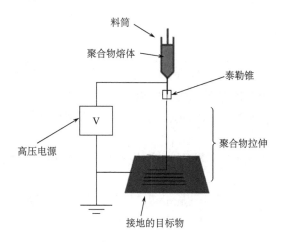

料筒

聚合物熔体

泰勒锥

高压电源

V

聚合物拉伸

接地的目标物

图 2-7 熔体电纺 3D 打印工作原理

与溶液静电纺丝相比，熔体静电纺丝有以下优点：

（1）无需使用溶剂，经济（节省溶剂费用），安全（不用担心溶剂引起的火灾），环保（无溶剂对环境的污染），高效（纤维纯度高，无溶剂残留）。

（2）某些极难溶解的聚合物也可以电纺成纳米纤维。

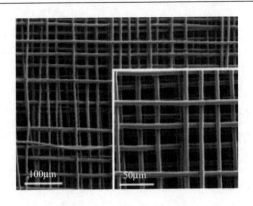

图 2-8　熔体电纺产品照片

三、实验内容

1. 实验设备

熔体电纺 3D 打印机等。

2. 实验材料

聚己内酯（PCL）。

3. 实验步骤

（1）将 PCL 在 50℃条件下真空干燥 4h。

（2）称 30~50g PCL 装入料筒，将料筒安装在熔体电纺 3D 打印机的固定架上面。

（3）打开熔体电纺 3D 打印机的电源，根据高分子材料的熔点，设置温度 140℃，开始预热。

（4）温度达到设定值并稳定 5min 后，打开气泵，调节减压阀的压力 0.5MPa、流量阀的压力 0.2~0.3MPa，观察喷头是否有熔体流出情况，并根据情况适当调节流量阀的压力直到熔体稳定流出。

（5）打开 CCD 相机，调焦，在监视器上清晰地显示喷头和丝。

（6）通过主控面板设置电压大小、X 和 Y 轴扫描速度、扫描间隔等参数。

（7）启动纺丝开关，开始纺丝。

（8）调节气压、扫描速度和扫描间隔，制备直径、间隔和层数符合要求的样品。

（9）打印完毕后先关闭气泵，再关闭高压电源和速度扫描系统，最后关闭加热系统。

（10）取下样品，清理仪器，清洗料筒。

四、注意事项

（1）注意操作安全，将高压电源调至 0 并关闭电源后，才能进行样品的收集处理和料筒的拆卸等操作。

（2）佩戴手套，避免被熔体烫伤。

（3）打印过程中严禁开门，防止触电。

五、思考题

（1）熔体电纺 3D 打印机的熔体驱动力是什么？

（2）影响制品直径的因素有哪些？如何调节工艺参数改变纤维直径？

（3）熔体电纺 3D 打印机如何实现纤维的有序排列？对医用组织补片的性能有何影响？

参 考 文 献

何铁石. 2017. 静电纺丝技术与应用[M]. 北京: 中国原子能出版社.

林晓峰, 王晗, 王志锋, 等. 2018. 熔体电纺直写工艺制备纤维支架及其拉伸性能评价[J]. 产业用纺织品, 36(12): 25-31.

附录：熔体电纺 3D 打印机组成和应用领域简介

A. 熔体电纺 3D 打印机的照片和结构

熔体电纺 3D 打印机的照片和结构见图 2-9。熔体电纺 3D 打印机由熔融喷头、熔融喷头温控仪、高压电源、工业计算机、固高运动控制卡、XY 移动工作台、Z 向直线电机、CMOS 相机、LED 光源、LED 光源控制器、真空吸盘、高精度温度计和 FLUKE 红外热成像仪等组成。

B. 应用领域简介

植入性医用组织补片主要用于人体关节软骨、硬脑膜、腹壁等组织损伤愈合与修补，可有效提高患者的生活质量，在外科临床治疗应用广泛。熔体电纺 3D 打印技术可制备取向排列的微纳纤维，将其与高精度 3D 打印支架进行嵌套，制备类细胞外基质的精细结构，从而提高组织补片的修复功能和力学性能，并能为复杂病例提供个性化定制，对外科手术组织修复具有重要的临床意义，具有良好的产业发展潜力和市场前景。

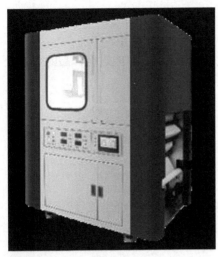
(a) 设备照片

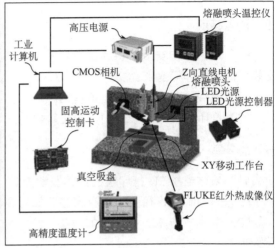
(b) 设备结构示意图

图 2-9　熔体电纺 3D 打印机图片

实验 13　紫外光固化 3D 打印拉伸样条

一、实验目的

（1）了解拉伸样条的建模方法。

（2）了解紫外光固化 3D 打印机的结构、组成和工作原理。

（3）掌握紫外光固化 3D 打印机的操作方法。

二、实验原理

1. 3D 建模原理

目前，物体的 3D 建模方法大致有三种：第一种方式是利用 3D 软件建模；第二种方式是通过仪器设备测量建模；第三种方式是利用图像建模。

1）3D 软件建模

目前，在市场上可以看到许多优秀的建模软件，比较常用的有 3D MAX、SolidWorks 及 AutoCAD 等。它们的共同特点是利用一些基本的几何元素，如立方体、球体等，通过一系列几何操作，如平移、旋转、拉伸及布尔运算等构建复杂的几何场景。利用建模构建 3D 模型主要包括几何建模(geometric modeling)、行为建模(kinematic modeling)、物理建模(physical modeling)、对象特性建模(object property modeling)及模型切分(model segmentation)等。其中，几何建模的创建与描述是虚拟场景造型的重点。

2）仪器设备测量建模

3D 扫描仪(three-dimensional scanner)又称为 3D 数字化仪(three-dimensional digitizer)。它是当前使用的对实际物体 3D 建模的重要工具之一。它能快速方便地将真实世界的立体彩色信息转换为计算机能直接处理的数字信号，为实物数字化提供了有效的手段。它与传统的平面扫描仪、摄像机、图形采集卡相比有很大不同。首先，其扫描对象不是平面图案，而是立体的实物。其次，通过扫描可以获得物体表面每个采样点的三维空间坐标，彩色扫描还可以获得每个采样点的色彩。某些扫描设备甚至可以获得物体内部的结构数据。而摄像机只能拍摄物体的某一个侧面，且会丢失大量的深度信息。最后，它输出的不是二维图像，而是包含物体表面每个采样点的三维空间坐标和色彩的数字模型文件。这可以直接用于 CAD 或三维动画。彩色扫描仪还可以输出物体表面色彩纹理贴图。早期用于三维测量的是坐标测量机(coordinate measuring machine, CMM)，控制探针在物体表面移动和触碰完成整个表面的三维测量。现在利用激光或超声波等媒介代替探针进行深度测量，测距器向被测物体表面发出信号，依据信号的反射时间或相位变化，可以推算物体表面的空间位置，称为"飞点法"或"图像雷达"。

3）图像建模

基于图像的建模和绘制(image-based modeling and rendering，IBMR)是当前计算机图形界一个极其活跃的研究领域。同传统的基于几何的建模和绘制相比，IBMR 技术基于图像的建模和绘制技术给我们提供了获得照片真实感的一种最自然的方式，采用 IBMR 技术，建模变得更快、更方便，可以获得很高的绘制速度和高度的真实感。基于图像建模的主要目的是由二维图像恢复景物的三维几何结构。由二维图像恢复景物的三维形体原先属于计算机图形学和计算机视觉方面的内容。与传统的利用建模软件或者 3D 扫描仪得到立体模型的方法相比，基于图像建模的方法成本低廉，真实感强，自动化程度高，因而具有广泛的应用前景。

2. 紫外光固化 3D 打印原理

数字光处理(digital light procession, DLP)光固化就是把影像信号经过数字处理后投影出来，用数字微镜元件（digitalmicro mirror device, DMD）完成可视数字信息显示的技术。DLP 光固化 3D 打印技术的基本原理是数字光源以面光的形式在液态光敏树脂表面进行层层投影，层层固化成型。紫外光固化 3D 打印流程见图 2-10，紫外光固化 3D 打印机工作原理见图 2-11。

三、实验内容

1. 实验设备

紫外光固化 3D 打印机。

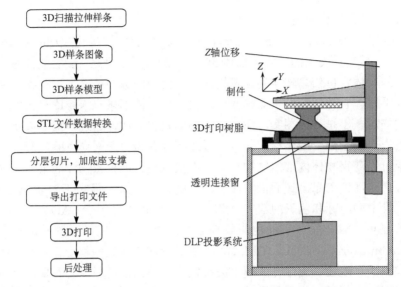

图 2-10　紫外光固化 3D 打印流程　　　图 2-11　紫外光固化 3D 打印机工作原理

2. 实验材料

光敏树脂（3D 打印用）。

3. 实验步骤

1）3D 扫描法建模

（1）打开 EinScan-Pro_series_2.5.0.7 软件，选择 "EinScan-Pro" 点击 "下一步"，选择 "固定扫描" 点击 "下一步"，选择 "转台扫描（有转台）" 点击 "下一步"，选择 "新建工程"，在 "文件名称" 中新命名并点击 "保存"，选择 "非纹理扫描" 并点击 "应用"。输入扫描次数为 6～8 次，调整适当的曝光强度，将模型放在扫描平台上，使模型出现在扫面视野的正中间，新建文件，点击启动。

（2）先进行模型校准，校准后进行扫描，待扫描结束后，点击 "确定"，点击 "封闭模型"，选择 "中细节"，应用并保存。

（3）打开 HORI 3D 软件对扫描后的模型进行切割，先加载模型，将模型 y 方向旋转–30°，并依情况选择 x、y、z 方向上切割，直至切割成一个完好不含多余形状的模型，点击 "保存"。

（4）打开 Treneasy 软件，加载模型，x 方向旋转–90°，缩小至原来的 40%，点击 "贴合底板"，再添加底板并生成可打印文件，此时图像就可直接打印了。

2）紫外光固化 3D 打印

（1）添加光敏树脂材料，放入金属凹槽中，按照所需打印的物件大小适当调整光敏材料的量，一般倒入 2/3 即可。需要注意的是：光敏树脂属于有机材料，易溶于乙醇，金属凹槽使用时要保证没有乙醇和水残留。

（2）打开紫外光固化 3D 打印机开关，点击"打开文件"，将所需打印的文件打开。

（3）打开文件后，根据所加入的光敏树脂材料，调整打印参数。主要调整"首层参数"、"曝光时间"和"光照强度"： 打印曝光时间一般为 2～4ms，光照强度一般在 70%～80%；首层曝光时间 10ms，光照强度一般为 100%。

（4）打印完毕后取下打印板，并及时关闭挡光门，防止光敏材料在自然光照下发生交联反应。

（5）取下打印板上的模型，粘连处如果不好取下，可适当喷上少量乙醇溶液，静置 1min，再取下模型。

（6）取下模型后，放入紫外线后处理仪器中进行后处理，后处理的目的是将表面残留的单体树脂进一步固化，需注意的是：将模型放入水槽后先关闭防光玻璃，再调整仪器的曝光时间，目的是防止紫外线对皮肤和眼睛造成伤害。

（7）实验结束后，将废液倒入专门的废液桶中，用乙醇溶液清洗金属凹槽和打印板，乙醇溶液浸泡 3min 后清洗，并用纸巾将仪器周围的液体擦拭干净。

四、注意事项

（1）3D 扫描仪在使用之前需要对设备进行校准，即标定。

（2）由于扫描仪采集的是物体表面的数据，因此在扫描前需要确定物体的表面是否需要处理。比如，喷涂白色显像剂，黑色的物体不能扫描。

（3）模型切片前检查模型是否有问题，可以使用修复模型软件检查并修改。

（4）光敏树脂使用前轻微地左右摇晃均匀。

（5）打印完成后及时清理光敏树脂，以防光敏树脂遇光发生固化。

五、思考题

（1）3D 打印树脂为什么要用黑色的瓶子包装，并放置在避光的地方保存？

（2）测试打印出来的样条与设计的样条尺寸是否一样？如果存在差异，请分析原因。

（3）与熔融沉积成型 3D 打印技术相比，紫外光固化 3D 打印的优缺点有哪些？

参 考 文 献

阿米特·班德亚帕德耶, 萨斯米塔·博斯. 2017. 3D 打印技术及其应用[M]. 王文先, 葛亚琼, 崔泽琴, 等译. 北京: 机械工业出版社.

刘璇. 2019. 基于 DLP 技术光固化 3D 打印系统分析及实践[J]. 智库时代, (21): 234-235.

宗学文, 周升栋, 刘洁, 等. 2020. 光固化 3D 打印及光敏树脂改性研究进展[J]. 塑料工业, 48(1): 12-17.

附录 1：拉伸样条的 3D 软件建模方法

自行下载安装 3D 建模软件（3D MAX、SolidWorks 等），按照 GB/T 1040—2018 规定的拉伸样条尺寸和形状建模，运用 SolidWorks 绘制拉伸样条建模过程如下：

（1）画一个长方形，中间画一条中线。

（2）在长方形的左上方，画一条弧线，将弧线的上端向下与中线相连接。

（3）运用镜像，得到下半部分，画一条竖着的中线，并镜像出右半部分。

（4）点击"工具"→"养成曲线工具"→"套合样条曲线"，将曲线闭合，删除长方形的两条中线。

（5）运用拉伸凸台，将图形拉伸出一定厚度，生成.stl 格式文件，输出得到 3D 模型。

附录 2：紫外光固化 3D 打印的优点

立体光固化 3D 打印，通常简称为 SLA（立体光固化成型技术），是增材制造领域最受欢迎和最普遍的技术之一。它的工作原理是使用激光或紫外光等硬化容器中的液态树脂，以产生所需的 3D 形状。简言之，该工艺使用低功率激光和光聚合以逐层方式将光敏液体树脂转化为 3D 固体塑料。

目前，紫外光固化 3D 打印机有多种打印模式，其中应用最广泛的是 DLP 光固化 3D 打印机。DLP 光固化 3D 打印机与其他 3D 打印机相比有独特的优势：首先，没有移动光束，振动偏差小，没有活动喷头，完全没有材料阻塞问题，没有加热部件，提高了电气安全性，打印准备时间短，节省能源，首次耗材添加量远少于其他设备，节省用户成本；其次，DLP 可制造较为精细的零部件，如珠宝、齿科模具等。其不足是相对其他大型 3D 打印机而言，DLP 打印技术无法打印大物件，因此大多是桌面级 3D 打印机，较多应用于医疗、珠宝、教学模型等小尺寸制品领域。

总之，DLP 技术是对 SLA 打印技术的衍生发展，DLP 技术可直接大范围打印（打印速度较快），而 SLA 打印只能以点到面，打印的速度较慢。

实验 14　熔融沉积成型 3D 打印冲击样条

一、实验目的

（1）了解熔融沉积成型 3D 打印机的工作原理。

（2）掌握冲击样条的 3D 建模方法。

（3）掌握熔融沉积成型 3D 打印机的操作方法。

二、实验原理

1. 熔融沉积成型 3D 打印原理

3D 打印技术是 20 世纪 80 年代中后期发展起来的一项新型的造型技术，它是将计算机辅助设计(CAD)、计算机辅助制造(CAM)、计算机数控技术(CNC)、材料学相结合的综合性造型技术。熔融沉积成型(FDM)3D 打印是对零件的三维 STL 格式实体模型按照一定的厚度进行分层切片处理，生成二维的截面信息，然后根据每一层的截面信息，利用不同的方法生成截面的形状。打印过程是将线材加热熔融，按照切片文件的截面信息逐层堆积成型；这一过程反复进行，各截面层层叠加，最终形成三维实体。分层的厚度可以相等，也可以不等。分层越薄，生成的零件精度越高，采用不等厚度分层的目的在于加快成型速度。FDM 3D 打印机的结构和 3D 打印流程分别见图 2-12 和图 2-13。

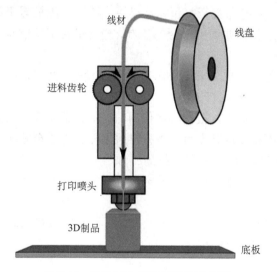

图 2-12　FDM 3D 打印机结构示意图

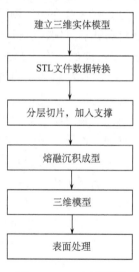

图 2-13　3D 打印流程

2. 3D 建模原理

同实验 13。

三、实验内容

1. 实验设备

熔融沉积成型 3D 打印机。

2. 实验材料

PLA 或 ABS 3D 打印线材。

3. 实验步骤

1）3D 建模

按照 GB/T 1843—2008 中规定的冲击样条尺寸和形状建立 3D 打印模型，建模方法参考实验 13 的附录 1。

2）熔融沉积成型 3D 打印步骤

（1）3D 模型数据处理。选择 3D 打印机对应的数据处理软件，将 U 盘中的 STL 文件加载入该软件，根据材料特点调整打印参数（主要参数：打印温度、打印速度、移动速度。较柔软的材料一般选择较低打印速度和较大移动速度。）软件会根据参数自动生成打印数据，直接导出数据到存储卡。

（2）打开总开关。调整平台，打开打印机开关和屏幕开关，将 A4 纸放置于打印平台和针头之间，选择"调平"，选择需要调整平台的各点，通过平台下的螺丝调整至拉动 A4 纸稍有卡紧的状态即可。

（3）根据材料要求设置打印温度，如 PLA 设定 210℃，ABS 设定 220℃，待温度达到设定值并保持稳定 2~3min 后，调入打印文件。

（4）安装 3D 打印线材。点击"预热"，根据将要使用的材料设置相应预热温度，点击"设置"→"换料"，加热到预定温度后，将材料通过导丝管送至喷头，点击"进料"，　如果料流稳定地从喷嘴流出说明线材已安装好。

（5）清理工作台面的残留物料，涂胶水，插入存储卡，选择"打印"，找到将要打印的文件，点击"开始"按钮。

（6）观察打印过程是否顺畅，否则停止打印并调整温度、打印速度等参数。

（7）打印完毕后，取出样条，测试样条的尺寸。

四、注意事项

（1）机器加热后产生高温，操作者需佩戴隔热手套，防止烫伤！

（2）出现卡料，要拆开打印头的螺丝，将物料取出后才能再次进料。

（3）打印过程中不要触碰样品，避免烫伤或者损坏打印机。

五、思考题

（1）如果采用聚碳酸酯（PC）或者尼龙 6 的 3D 打印线材，打印温度该如何设置？说明原因。

（2）如果样条表面比较粗糙，应该如何调节打印工艺参数，制备表面相对光滑的样条？

（3）熔融沉积成型 3D 打印技术的优缺点有哪些？

参 考 文 献

阿米特·班德亚帕德耶, 萨斯米塔·博斯. 2017. 3D 打印技术及其应用[M]. 王文先, 葛亚琼, 崔泽琴, 等译. 北京: 机械工业出版社.

白路遥, 惠延波, 周颖, 等. 2020. 基于 3D 打印技术的个性化鼻罩设计[J]. 工程塑料应用, 48(3): 78-82.

刘卫兵, 钱素娟, 刘志东. 2020. 3D 打印用高分子材料及打印成型工艺参数优化研究进展[J]. 合成树脂及塑料, 37(2): 85-89.

附录：熔融沉积成型 3D 打印技术的优缺点

熔融沉积成型（FDM）技术之所以能够得到广泛应用，主要是由于其具有传统制造工艺所不具备的优势，具体表现为以下几方面：

（1）成本低。FDM 技术用加热器件代替了激光器，设备费用低；另外原材料的利用效率高且没有毒气或化学物质污染，使得成型成本大大降低。

（2）时间短。FDM 在较短时间内便可生成成品，相比于传统制造需要先制备模具再进行生产的制造模式，节省了大量的生产时间。

（3）原材料以卷轴丝的形式提供，易于搬运和快速更换。

（4）可选用多种材料，如各种色彩的工程塑料、ABS、TPU、PCL、PLA 等。

（5）FDM 系统无毒性且不产生异味、粉尘、噪声等污染。不用投资建立与维护专用场地，适合于办公室设计环境使用。

（6）材料强度、韧性优良，可以装配进行功能测试。

然而，熔融沉积成型 3D 打印技术同样存在一些缺点：

（1）成型件表面有较明显的条纹，外观较粗糙，难以制备高精度、细小零件。

（2）沿成型轴垂直方向的强度比较弱。

（3）需要设计与制作支撑结构。

（4）采用点成型对每一个截面进行扫描，成型时间较长，效率较低。

（5）支撑去除相对麻烦。

实验 15　可塑成型法制备多孔生物陶瓷人工骨

一、实验目的

（1）掌握通过可塑成型和添加有机造孔剂制备多孔生物陶瓷的方法。

（2）了解制备工艺与多孔陶瓷微结构和气孔率的关系。

（3）掌握陶瓷的干燥收缩率、烧结收缩率和总收缩率的计算。

二、实验原理

陶瓷材料的制备主要包括三个环节：原料粉体的制备、成型和烧结。陶瓷的制备过程是一个将粉体致密化的物理和化学过程，从而获得适当的强度。致密化过程在两个阶段完成，一是在成型和干燥过程中实现，二是在烧结过程中完成。成型有两个目的：一是制备所需的产品形状，二是使粉体致密化，这一致密化过程通常只是物理过程。主要的成型方法有压制成型、可塑成型和注浆成型等。本实验采用可塑成型法。

可塑成型法是指用水将原料粉体调制成可塑泥料，再制成坯体的方法；若原料属瘠性料，本身无可塑性，则需加入增塑剂，赋予坯料可塑性。在传统陶瓷中，原料一般含软质黏土，加水调和后就具有可塑性。可塑性在一定范围内随水分的增加由弱变强，用于可塑成型法的泥料含水率一般为 16%～25%。可塑性包括手工成型（手工拉坯）和机械成型，前者可适应的含水率更宽一些。

采用可塑成型法制备多孔陶瓷就是在可塑泥料中加入有机造孔剂，待干燥后缓慢升温，在有机物的氧化排除温度段适当保温，待充分排除造孔剂后再升温至烧结温度保温、烧结。

三、实验内容

1. 实验设备

干燥箱，马弗炉（1200℃）。

2. 实验材料

羟基磷灰石粉体，生物玻璃粉体，活性炭颗粒（造孔剂），聚乙烯醇水溶液（增塑剂），游标卡尺，搪瓷盘，长方形钢圈模具（50mm×30mm×8mm），玻璃培养皿，牛角小刀，吸管，小玻璃板。

3. 实验步骤

1）可塑泥料的制备

取 40g 羟基磷灰石粉体、10g 生物玻璃粉体（软化点温度 T_m：580～900℃），放入玻璃培养皿中，逐步用吸管小心滴入少量水和适量的聚乙烯醇水溶液，用牛角小刀调制粉体，直至调和料具有一定的可塑性。

2）多孔坯体的制备

将可塑泥料放入长方形钢圈模具内（下方垫置小玻璃板），填充模具一半的体积，另一半体积填充活性炭颗粒（造孔剂），然后将填充的可塑料与活性炭颗粒混合均匀，视泥料可塑性的状态补充少量水分，调和至具有良好的可塑性，再填满长方形钢圈模具（下方垫置小玻璃板，玻璃板上垫一层 A4 纸，便于脱模），用牛角小刀刮平。脱模后连同小玻璃板一同放入搪瓷盘中。按照上述方法再制备一个试样。

3）坯体的干燥

将载有试样的搪瓷盘放入干燥箱中于 60℃干燥 2h，再于 110℃干燥 2h，取出试样，测量试样长度。

4）坯体的烧结

将干燥的试样放到炉膛的耐火板上，试样下铺垫适量的氧化铝粉末，便于坯体烧结时收缩。烧结时，从室温开始以 10℃/min 的升温速率升至 200℃，再以 5℃/min 的升温速率升至 500℃，保温 1h；随后以 15℃/min 的升温速率升至 T_m，保温 1h，随后断电自然冷却。待冷却后，取出试样，测量试样的长度。

四、注意事项

（1）将试样放入炉膛内和取出时，要确认炉体处于断电状态，以免触电。

（2）设置烧结程序时需得到指导教师的认可，确保烧结的安全性。

五、思考题

（1）计算上述材料的干燥收缩率、烧结收缩率和总收缩率。

（2）讨论多孔材料制备过程中需要注意哪些问题。

（3）试样的气孔率大约为多少？

（4）烧结过程为什么要采用不同的升温速率，为什么要两次保温？

参 考 文 献

黄新友. 2008. 无机非金属材料专业综合实验与课程实验[M]. 北京: 化学工业出版社.
马铁成. 2011. 陶瓷工艺学[M]. 北京: 中国轻工业出版社.

实验 16　压制-盐析法制备多孔生物陶瓷人工骨

一、实验目的

（1）掌握通过压制-盐析法制备多孔生物陶瓷的方法。

（2）了解压制-盐析法制备多孔生物陶瓷的特点。

二、实验原理

陶瓷材料的制备主要包括三个环节：原料粉体的制备、成型和烧结。陶瓷的成型方法主要有三种：可塑成型、压制成型和注浆成型。本实验采用压制成型法。陶瓷的压制成型分为干压成型和半干压成型，区别是坯料含水率不一样。干压成型的坯料含水率一般控制在 7% 以下，半干压成型的含水率一般为 8%～14%，本实验采用半干压成型。半干压成型粉料放入压力机的模具中压制成型。粉料一般需要具有一定的可塑性和一定的粒度，且最好为球形，便于流动填充模具，常采用喷雾干燥造粒，也可用过筛方法机械或手工造粒。制品尺寸准确，机械强度高。压制成型又分单面加压和双面加压成型，后者坯体受力和密度更均匀。在压制粉料中添加具有一定颗粒度的盐颗粒，作为造孔剂，待烧成后，将烧结体置于沸水中盐析，溶出烧结体中的盐颗粒，留下空洞，形成多孔陶瓷。

三、实验内容

1. 实验设备

压力成型机，干燥箱，马弗炉（1200℃），实验电炉。

2. 实验材料

羟基磷灰石粉体，生物玻璃粉体（软化点温度 T_m：580～900℃），盐颗粒（造孔剂），陶瓷研钵，筛子（40 目），聚乙烯醇水溶液，喷壶，压制成型钢模具，烧杯，金相砂纸，洗耳球。

3. 实验步骤

1）半干压粉料的制备

取 40g 羟基磷灰石粉体、10g 生物玻璃粉体，放入陶瓷研钵中，向粉体中小心喷入雾化的聚乙烯醇水溶液，同时研磨粉料，注意喷入的聚乙烯醇水溶液总量不能超过粉体总质量的 14%，此时用手捏压粉体，可以保持一定的形状。用筛子将粉料过筛，加入约同体积的盐颗粒，混匀，用塑料薄膜覆盖研钵，进行闷料 1h，待用。

2）多孔坯体的制备

将闷料放入钢模具内压制成型，成型压力 15～20MPa，保压 10min，然后脱模，放置于搪瓷盘中。按照上述方法再制备一个试样。

3）坯体的干燥

将载有试样的搪瓷盘放入干燥箱中于 60℃ 干燥 2h，再于 110℃ 干燥 2h，取出试样待用。

4）坯体的烧结

将干燥的试样放到炉膛的耐火板上，试样下铺垫适量的氧化铝粉末，便于坯体烧结时收缩。烧结时，从室温至 120℃ 以 10℃/min 的升温速率升温，从 120℃ 至 T_m，以 15℃/min 的升温速率升温，在 T_m 保温 1h；随后断电自然冷却。待冷却后，取出试样，备用。

5）陶瓷的盐析

将烧结的试样表面用金相砂纸轻轻打磨，用洗耳球吹灰，然后置于盛有蒸馏水的烧杯中煮沸 30min，去除陶瓷中的盐颗粒，然后在干燥箱中干燥至 120℃，获得多孔生物陶瓷。

四、注意事项

（1）调制半干压粉料时注意总含水量不要过量。
（2）压制成型时注意手的安全，避免机器运行时递送或取模具。
（3）将试样放入炉膛内和取出时，要确认炉体处于断电状态，以免触电。
（4）设置烧结程序时需得到指导教师的认可，确保烧结的安全性。

五、思考题

（1）多孔材料制备过程中需要注意哪些问题？
（2）压制–盐析法制备多孔陶瓷有何优缺点？

参 考 文 献

黄新友. 2008. 无机非金属材料专业综合实验与课程实验[M]. 北京: 化学工业出版社.
马铁成. 2011. 陶瓷工艺学[M]. 北京: 中国轻工业出版社.

第三节　生物医学材料的性能测试与表征

实验 17　高分子材料的熔体流动速率测定

一、实验目的

（1）了解热塑性树脂的熔体流动速率与加工性能的关系。
（2）掌握高分子材料的熔体流动速率测试方法。

二、实验原理

熔体流动速率（melt flow rate, MFR）是指热塑性树脂试样在一定温度、恒定压力下，其熔体在 10min 内流经标准毛细管的质量值，单位是 g/10min，通常用 MFR 表示。

表征热塑性树脂熔体流动性好坏的参数是熔体黏度。熔体流动速率仪实际上是简单的毛细管黏度计，其结构简单，所测量的是熔体流经毛细管的质量流量。

熔体流动速率可以用作区别各种热塑性材料在熔融状态时的流动性的一个指标。对于同一类高分子材料，可由此比较出相对分子质量的大小。一般来说，同类高分子材料的相对分子质量越高，熔体黏度越大，流动性越差，MFR 较低；反之，相对分子质量小，熔体黏度低，流动性较好，MFR 较高。

在塑料加工成型中，对流动性常有一定的要求。例如，制备大型或形状复杂的制品时，需要较好的流动性。如果流动性太差，常会使塑料在模腔内填塞不紧或树脂与填料分头聚集(树脂流动性比填料大)，制品质量下降，甚至成为废品。而流动性太大时，会使塑料溢出模外，造成上下模面发生黏合，给脱模和整理工作造成困难，同时还会影响制品尺寸的精度。由此可知，塑料流动性与加工性能的关系密切。

在实际成型加工过程中，往往是在较高的切变速率下进行的。为了获得适合的加工工艺，通常要研究熔体黏度对温度和切变应力的依赖关系。掌握了它们之间的关系后，可以通过调整温度和切变应力(施加的压力)使熔体在成型过程中的流动性符合加工及制品性能的要求。由于熔体流动速率是在低切变速率的情况下获得，虽然与实际加工条件相差很远，但仍是一种简便、常用的熔体流动性能度量指标，可为高分子材料的加工应用提供指导。

熔体流动速率要求按照规定的标准实验条件来测试，要比较相同结构的聚合物的熔体流动速率，必须在相同的测试条件下进行，见表 2-2。具体测试条件可参照 GB/T 3682.1—2018 规定的条件执行。

表 2-2   各种塑料熔体流动速率测定的标准条件

条件	温度/℃	荷重/g	压力/（kgf/cm²）*	适用塑料
1	125	325	0.46	
2	125	2160	3.04	聚乙烯（PE）
3	190	325	0.46	
4	190	2160	3.04	醋酸纤维素
5	190	21600	31.4	
6	190	10600	14.06	聚乙酸乙烯酯（EVA）
7	150	2160	3.04	
8	200	5000	7.03	聚苯乙烯（PS）
9	230	1200	1.69	高抗冲聚苯乙烯（HIPS）
10	230	3800	5.34	丙烯腈-丁二烯-苯乙烯共聚物（ABS）
11	190	5000	7.03	聚甲基丙烯酸树脂（PMMA）
12	265	12500	17.58	聚三氟乙烯
13	230	2160	3.04	聚丙烯（PP）
14	190	2160	3.04	聚甲醛（POM）
15	190	1.05	1.48	
16	310	1200	1.69	聚碳酸酯（PC）
17	275	325	0.46	尼龙66（PA66）
18	235	1000	1.41	尼龙6（PA6）
19	235	2160	3.04	尼龙6（PA6）
20	235	5000	7.03	尼龙6（PA6）

*1kgf/cm²=9.806×10⁴Pa。

三、实验内容

1. 实验设备

熔体流动速率测试仪，其型号和结构见附录。

2. 实验材料

低密度聚乙烯（LDPE）。

3. 实验步骤

（1）检查仪器是否清洁且呈水平状态。

（2）将毛细管及压料杆放入预先已装好料筒的炉体中，清理机器的台面。

（3）开启电源，设定温度190℃，待温度达到实验温度（190±0.1）℃后恒温 10min。

（4）将纱布裹住铜棒，上下拉动清洗料筒。

（5）选择质量法，载荷 2.16kg，选择间隔时间 10s。

（6）加入聚乙烯粒料 6～8g，加入活塞杆，按"Enter"键，进入预热程序。

（7）预热完毕后，压料，注意压料不能超过活塞杆上面的第一条刻度线。

（8）进入自动切料程序，用镊子把切下来的胶料放在一旁冷却，取样 6 个。

（9）切料完毕后，适当用力压活塞杆，使料筒里的塑料全部流出，然后拔出活塞杆，将纱布裹住铜棒清洗料筒，清理台面，关闭电源。

（10）用分析天平称量 6 个样品，换算后得到 MFR。

四、注意事项

（1）实验过程要佩戴手套，避免高温烫伤。

（2）自动切料过程中，无需在料筒下方观察切料情况，避免颗粒散落到脸部引起烫伤。

（3）物料没有熔融前，不能启动切料，避免损坏切料机的电机。

五、思考题

（1）热塑性材料可以用 MFR 表示材料的流动性能，热塑性弹性体是否也可以？热固性塑料能否采用这种方法测试 MFR？

（2）MFR 与加工性能密切相关，注塑成型、挤出成型和纺丝成型时 MFR 有何不同？

参 考 文 献

高炜斌. 2009. 高分子材料分析与测试[M]. 2 版. 北京: 化学工业出版社.

治明. 2014. 获得更准确熔体流动指数的测试方法[J]. 国外塑料, 32(4): 44-46.

附录：XRZ-400 型熔体流动速率测定仪

XRZ-400 型熔体流动速率测定仪的外观和主体结构见图 2-14。

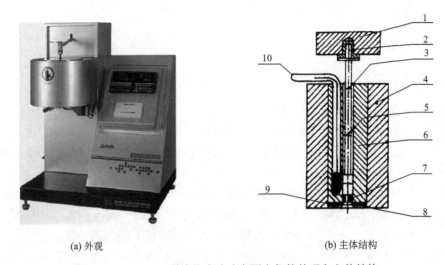

(a) 外观　　　　　　　　　　　　　(b) 主体结构

图 2-14　XRZ-400 型熔体流动速率测定仪的外观和主体结构

1—可卸负荷；2—绝热体；3—上参照标线；4—绝热体；5—下参照标线；6—钢筒；7—口模；8—绝热板；9—口模挡板；10—控制温度计

实验 18　生物医学材料的接触角测定

一、实验目的

（1）了解生物医学材料的亲疏水性能与接触角的关系。

（2）了解接触角测试仪的结构和工作原理。

（3）掌握接触角的测试方法。

二、实验原理

1. 润湿现象

润湿是自然界和生产过程中常见的现象。通常将固-气界面被固-液界面所取代的过程称为润湿。将液体滴在固体表面上，由于性质不同，有的会铺展开来，有的则黏附在表面上成为平凸透镜状，这种现象称为润湿作用。前者称为铺展润湿，后者称为黏附润湿，如水滴在干净玻璃板上可以产生铺展润湿。如果液体不黏附而保持椭球状，则称为不润湿，如汞滴到玻璃板上或水滴到防水布上的情况。上述各种类型见图 2-15。

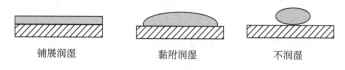

铺展润湿　　　　　　黏附润湿　　　　　　不润湿

图 2-15　各种类型的润湿

2. 接触角

接触角（contact angle）是指在气、液、固三相交点处所作的气-液界面的切线在液体一方与固-液交界线之间的夹角 θ，是润湿程度的度量，如图 2-16 所示。

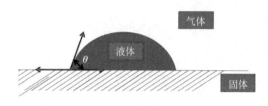

图 2-16　接触角含义

液体在固体表面的静态接触角是衡量该液体对材料表面润湿性能的一个重要参数，若 $\theta<90°$ 说明固体表面是亲水的，接触角越小，表示润湿性越好；反之，若 $\theta>90°$ 说明固体表面是疏水的，接触角越大，表示润湿性越差，如图 2-17 所示。

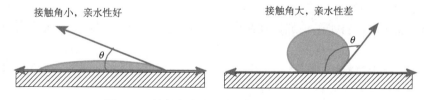

接触角小，亲水性好　　　　　　　　　　接触角大，亲水性差

图 2-17　接触角大小与亲水性的关系示意图

润湿过程与体系的界面张力有关。一滴液体落在水平固体表面上，当达到平衡时，形成的接触角与各界面张力之间符合下面的杨氏公式（Young equation）：

$$\gamma_{SV} = \gamma_{SL} + \gamma_{LV} \cos\theta$$

根据该公式可以预测如下几种润湿情况：

（1）当 $\theta=0$，完全润湿；

（2）当 $\theta<90°$，部分润湿或润湿；

（3）当 $\theta=90°$，是润湿与否的分界线；

（4）当 $\theta > 90°$，不润湿；

（5）当 $\theta = 180°$，完全不润湿。

目前，大多数高分子医用材料如氯乙烯、硅橡胶多为疏水性材料，在临床诊断和治疗时会产生较大的摩擦阻力，容易造成血管、腔道组织损伤并引起其他的炎症，给患者带来痛苦。植入型医用组织补片主要用于人体各种软组织的修补或替换，其亲水性能的优劣直接影响组织补片的使用性能、降解性能和伏贴性能。

在疏水性高分子材料表面或内部引入极性亲水基团，可降低材料的界面接触角，提高其亲水性，从而制得亲水性高分子医用材料。在提高亲水性的同时可改善表面生物相容性和润滑性能。根据改性过程中涂层与材料表面的结合方式可分为物理改性、化学改性、等离子体改性、光接枝改性等。

三、实验内容

1. 实验设备

接触角测试仪。

2. 实验材料

聚乙烯（PE）膜、聚四氟乙烯（PTFE）薄膜，聚乳酸（PLA）亲水改性薄膜，去离子水。

3. 实验步骤

采用接触角测试仪测定材料的静态接触角，测试液体为去离子水，滴加体积为 $1\mu L$。具体操作步骤如下：

（1）调水平。将水平仪放在样品台，调节仪器四个角使气泡出现在黑线圈内即水平。

（2）打开接触角测试仪开关（开关在主机背面），之后打开安装在计算机上的软件，点击"连接"将软件和仪器连接。

（3）进样针装样。装样有两种方法：①把进样针装上，用容器装少量的去离子水放在针头下（针头不能碰到器壁），点击"抽样"。②手动进样针吸取去离子水至最大刻度，然后点击"抽样"，待进样装置上升到最高位置后装上进样针即可。

（4）调节进样针位置，使其最低点不能碰到样品台。点击"下降"按钮，同时调节样品台高度，避免针头碰到样品台。点击一次"下降"完成后，再点击直至针头不再下降，最后调节样品台和装样装置至合适的位置。

（5）样品制备。把即将要测量的薄膜样品，选取比较平整的位置，剪成矩形小块（一般宽度 5～7mm、长度 20～30mm），平铺在样品台进样针正下方。

（6）建立测试数据保存文件。点击"data""数据库""新记录"，输入相关信息，点击"确定保存"。同一个样品新建一个文件即可，每个样品需新建文件。

（7）调节成像。点击"live"切换至动态图像，调节灯光和焦距使成像清晰，再调节样品台高度和倾斜旋钮使样品的平面与图像中的水平线重合。

（8）测试。点击"GO"，仪器自动运行测量，结束后页面自动跳转至"Pause"锁定图像，测量结果在页面右边显示。

（9）如需继续测量，则重复（5）～（8）。如所有测量结束，点击"data"调取测量数据，记录和处理数据后，关闭软件和测试仪。

（10）将测试得到的图像保存打印，并将各自获得的接触角数据整理成表 2-3。

表 2-3　不同薄膜的接触角实验测试结果

样品	接触角/（°）					
	1	2	3	4	5	6
PTFE 膜						
PE 膜						
PLA 亲水改性膜						

（11）数据处理方法。①调取测量数据。点击"data""数据库"，找到需要处理的文件，双击进入，图片出现在页面右侧。②图像分析。在图片下方选择"影像分析法"，点击"开始"。首先调节基准线使其与材料平面平齐，点击"存入""图像标注"，选择处理后的图像存储位置后，点击"计算"，即完成图像分析。

四、注意事项

（1）样品要尽量平整，否则测试结果不准确。

（2）样品台调节高度时，注意针头运行的下限位置，严禁发生触碰，否则容易损坏仪器。

（3）样品要用镊子夹取，避免用手接触而污染样品，导致测试误差。

五、思考题

（1）还有哪些方法可以改变材料的表面亲水性？

（2）改变材料表面的亲水性有什么意义？举实例说明。

参 考 文 献

高炜斌. 2009. 高分子材料分析与测试[M]. 2 版. 北京: 化学工业出版社.
张子燕, 侯静, 吕乐, 等. 2018. 浅析玻璃基板生产中接触角测定方法[C]. 2018 年电子玻璃技术论文汇编. 北京: 中国硅酸盐学会: 230-235.

朱国权, 亓兴华, 倪冰选. 2019. 纺织品抵抗液体性能标准及测试方法概述[J]. 纺织科技进展, (2): 37-39+58.

实验 19　生物医学材料的力学性能测试

一、实验目的

（1）熟悉生物医学材料拉伸、压缩、弯曲、冲击实验测试的原理、方法、操作及结果处理。

（2）了解测试条件对实验结果的影响。

二、实验原理

1. 拉伸实验

拉伸实验是对材料施加轴向拉力，测量材料在载荷作用下力学性能的实验。它是材料最基本、最重要的力学性能测试之一。通过拉伸实验可以得到材料的应力-应变曲线，进而获得强度、模量、屈服应力、断裂应力及断裂伸长率等材料力学基本性能指标。

通常以应力值（stress, σ）为纵坐标，应变值（strain, ε）为横坐标绘制而成的曲线称为应力-应变曲线。典型的应力-应变曲线如图 2-18 所示。应力-应变曲线一般分为弹性形变区和塑性形变区两个部分。在弹性形变区，材料发生弹性形变，应力撤除，材料恢复起始状态。应力和应变符合虎克定律，呈正比关系，曲线的斜率即是材料的弹性模量，反映材料的刚性。弹性模量越大，刚性越强。在塑性形变区，材料发生塑性形变，应力撤除，材料不能恢复起始形态，应力和应变不呈现正比关系。在塑性形变的结尾，材料发生断裂。

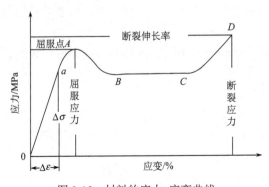

图 2-18　材料的应力-应变曲线

拉伸强度（σ_t）：在拉伸实验中试样直到断裂为止，所承受的最大拉伸应力，按式（1）计算：

$$\sigma_t = \frac{F}{bd} \tag{1}$$

式中，σ_t 为拉伸强度，MPa；F 为最大负荷，N；b 为试样宽度，mm；d 为试样厚度，mm。

断裂伸长率（ε_t）：在拉力作用下，试样断裂时，标线间距离的增加量与初始标距之比，以百分数表示，按式（2）计算：

$$\varepsilon_t = \frac{G - G_0}{G_0} \times 100\% \tag{2}$$

式中，ε_t 为断裂伸长率，%；G_0 为试样原始标距，mm；G 为试样断裂时标线间距离，mm。

弹性模量（E_s）：弹性形变区内，应力（σ）与应变（ε）的比，按式（3）计算：

$$E_s = \sigma/\varepsilon \tag{3}$$

2. 压缩实验

压缩实验是对材料沿轴向施加静态压缩负荷，测量材料在载荷作用下力学性能的实验。压缩实验是最常见的一种力学实验，通过压缩实验也可以得到材料的应力-应变曲线，进而获得压缩应力、屈服应力、压缩强度、压缩模量等材料力学基本性能指标。

压缩应力（σ）可以按式（4）计算：

$$\sigma = F/s \tag{4}$$

式中，σ 为压缩应力，MPa；F 为压缩负荷，N；s 为试样原始横截面积，mm^2。

屈服应力（σ_s）：指应力-应变曲线上第一次出现应变增加而应力不增加的转折点（屈服点）时所对应的应力，单位以 MPa 表示。

压缩强度（P）：指在压缩实验中试样承受的最大压缩应力，单位以 MPa 表示，它不一定是试样破坏瞬间所承受的压缩应力。

压缩模量（E_o）：指在应力-应变曲线的线性范围内，压缩应力与压缩应变的比值，单位以 MPa 表示，取应力-应变直线上两点的应力差与对应的应变差之比，按式（5）计算：

$$E_o = (\sigma_2 - \sigma_1) / (\varepsilon_2 - \varepsilon_1) \tag{5}$$

3. 弯曲实验

弯曲实验主要用于检测材料在弯曲载荷时的性能。生产中常用弯曲实验来评定材料的弯曲强度和塑性形变大小。对材料施加一定的弯曲力矩，使材料发生弯曲，主要包含三点弯曲和四点弯曲两种形式，如图 2-19 所示。

在进行三点弯曲实验时，试样在最大弯矩处及其附近破坏，由于弯矩分布不均匀，某些部位的缺陷不易显现，且存在剪切力的影响。但是，三点弯曲实验的加载方法简单，目前仍是最常用的弯曲实验测试方法。在进行四点弯曲实验时，弯矩较为均衡地分布在试样上，试样上的薄弱处首先被破坏，试样不受剪切力的影响。

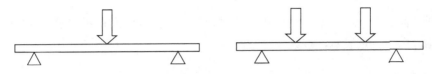

图 2-19　三点弯曲和四点弯曲示意图

通过弯曲实验，可以获得材料的挠度、弯曲应力、弯曲强度、弯曲破坏应力及弯曲屈服强度等材料力学基本性能指标。

挠度：弯曲实验过程中，试样跨度中心的顶面或底面偏离原始位置的距离。

弯曲应力：试样在弯曲过程中任意时刻，中部截面上外层纤维的最大正应力。

弯曲强度：在达到规定挠度值时或者之前，负荷达到最大值时的弯曲应力。

弯曲破坏应力：在弯曲负荷作用下，材料产生破坏或断裂瞬间所达到的弯曲应力。

弯曲屈服强度：在负荷-挠度曲线上，负荷不增加而挠度骤增的点所对应的应力。

4. 冲击实验

冲击实验是测量材料在高速冲击状态下的韧性或对断裂的抵抗能力的实验。根据实验中试样受力形式和冲击物的几何形状，板、条试样的冲击实验方法可分为：简支梁冲击实验（GB/T 1043.1）、悬臂梁冲击实验（GB/T 1843.1）和落锤式冲击实验（GB/T 14153）。其中，简支梁冲击实验较为普遍，其原理如图 2-20 所示。

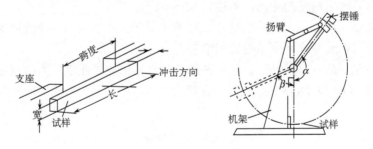

图 2-20　简支梁冲击实验示意图

对于无缺口试样，简支梁冲击强度 a（kJ/m^2）可以按式（6）计算：

$$a = \frac{A}{bd} \times 10^3 \qquad (6)$$

式中，A 为试样吸收的冲击能量，J；b 为试样宽度，mm；d 为试样厚度，mm。

对于缺口试样，简支梁冲击强度 a_k（kJ/m^2）可以按式（7）计算：

$$a_k = \frac{A_k}{bd_k} \times 10^3 \tag{7}$$

式中，A_k 为缺口试样吸收的冲击能量，J；b 为试样宽度，mm；d_k 为缺口试样缺口处剩余厚度，mm。

三、实验内容

1. 实验设备

电子万能试验机，冲击强度试验机，游标卡尺，气动冲片机。

2. 实验材料

标准拉伸样条和冲击样条。

3. 实验步骤

1）制备样品

拉伸实验：按国标尺寸，使用气动冲片机制备拉伸实验样品，并记录尺寸参数，如图 2-21 所示。

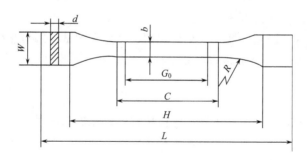

图 2-21　Ⅰ型拉伸试样

压缩实验：采用注塑的方法，分别制备长方体、圆柱体和圆管状试样，记录尺寸参数。

弯曲实验：制备弯曲实验样品，测量试样中部的宽度和厚度，记录尺寸参数。

冲击实验：分别制备特定尺寸标准的韧性试样和脆性试样，并打磨光滑，测量试样中部的宽度和厚度，记录尺寸参数。

2）力学性能测试

使用电子万能试验机在不同模式下，分别进行拉伸实验、压缩实验和弯曲实验，测量试样的相关力学性能。

使用冲击强度试验机进行冲击实验，测量试样的力学性能。

3）电子万能试验机的操作步骤

（1）按如下顺序开机：试验机→计算机→打印机，打开软件，联机。

（2）在"方案编辑"中为本次实验设定方案信息。

（3）建立新文件。在"用户参数"中输入试样的原始参数，如宽度、厚度等。

（4）安装夹具，夹持试样。

（5）时间、位移、力清零消除。

（6）点击"运行"进行测试。

（7）实验完毕保存结果，生成测试报告并进行打印。

（8）按如下顺序关机：试验机→打印机→计算机。

4）冲击强度试验机的操作步骤

（1）打开开关，先进行调零。

（2）将摆锤自然放下，待其静止。

（3）点击屏幕"设置零点"，将摆锤提起至150°的位置。

（4）点击屏幕"设置参数"，将历史数据清零后，依次设置参数：能量为"6"=5.5J、速度为"1"=3.5m/s，结构为"0"=悬臂梁。

（5）设置样品参数，一次设置长度为80mm，宽度为8mm，厚度为4mm，单位为kJ/m，语言选择为中文。

（6）点击屏幕"模式切换"，将模式切换至损耗测试。

（7）按下测试按钮，调零完成。

（8）点击屏幕"模式切换"，将模式切换至冲击测试，即可装样测试。

（9）将摆锤提起至150°位置，装上样品，按下测试按钮，完成测试。

四、注意事项

（1）使用仪器时，一定要设置好限位装置，以免夹具撞击损坏仪器。

（2）试验机运行前一定要对数据进行清零，否则影响实验结果。

（3）每次开机后要预热5min，待系统稳定后才可进行实验工作。

（4）如果刚刚关机，需要再开机，至少保证1min的间隔时间。

（5）实验过程中注意安全，在做冲击实验过程中，其他人应远离冲击强度试验机。

五、思考题

（1）压缩实验时，试样的尺寸如何影响实验的结果？

（2）高分子材料冲击强度测试方法有哪些，各有什么不同？

（3）影响高分子材料冲击强度测试值的因素有哪些？

参 考 文 献

陈志民. 2015. 高分子材料性能测试手册[M]. 北京: 机械工业出版社.
佘斌. 2012. 材料力学实验简明教程[M]. 南京: 南京大学出版社.

实验 20　生物医学材料的热力学性能分析

一、实验目的

（1）了解热重分析仪的工作原理，掌握其操作方法，学会用热重分析法测定材料在加热过程中的物理和化学变化。

（2）掌握材料热分解温度 T 的测量方法，评价材料的热稳定性。

（3）了解差示扫描量热法（DSC）的原理，通过示差扫描量热仪测定材料的加热及冷却谱图。

（4）掌握应用 DSC 测定材料的 T_g、T_m、T_c 及结晶度 X_c 的方法。

二、实验原理

1. 热重分析

热重分析（thermogravimetry analysis，简称 TG 或 TGA）是指在程序升温下，测量温度与物质质量变化关系的分析方法。通过 TG 可以测量材料的热分解温度，测定材料中各种成分的含量。

热重分析仪的炉体在软件控制的温度变化程序下运转，炉内可以通入保护性气体（如氮气、氩气、氦气）、氧化性气体（如氧气、空气）或者其他特殊气体进行测试。在测试过程中，样品支架下部的高精度天平记录样品的质量变化，由软件计算绘制样品质量对温度/时间的变化曲线，也就是 TG 曲线。当样品由于发生挥发、分解、氧化、还原、吸附与解吸附等物理化学变化时，TG 曲线上会对应产生失重或者增重台阶，从而可以得知发生该失重或增重过程所对应的温度区域，并同时定量计算相应比例。对 TG 曲线进行一次微分计算得到热重微分曲线（DTG 曲线），可获得质量变化速率等信息。

通过热重分析实验得到 TG 曲线和 DTG 曲线，如图 2-22 所示。TG 曲线上样品质量基本不变的部分称为平台，两平台之间的变化部分称为台阶。

TG 曲线：表征在程序温度变化过程中，样品质量随温度变化的情况。其纵坐标为质量分数，即在当前温度下的样品质量与初始质量的比值，其横坐标可在温度与时间两种坐标下转换。

DTG 曲线：TG 曲线上各点对时间的一次微分曲线，即 dm/dt 曲线，表征质量变化的速率随时间（温度）的变化，其峰值点表示各质量变化台阶的质量变化速率最快时对应的时间（温度）。

TG 曲线外推起始点：TG 曲线台阶水平处切线与拐点处切线的相交点。该点对应的温度可以作为材料发生质量变化的参考温度，多用于表征材料的热稳定性。

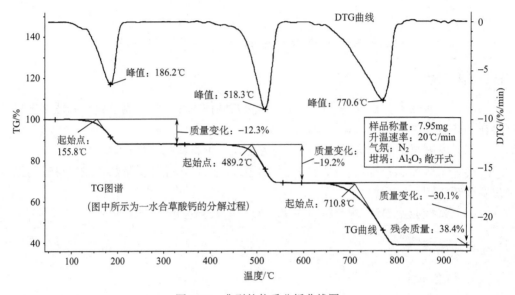

图 2-22　典型的热重分析曲线图

DTG 曲线峰值：质量变化速率最大的时间（温度）点，对应于 TG 曲线的拐点。

质量变化：TG 曲线上任意两点间的质量差，用于表征一个失重（或增重）过程所导致的样品质量变化。

残余质量：测量结束时样品所残余的质量。

通常，还可以用失重达到某一预定值（如 5%、10%等）的温度表示失重温度，样品失去一半质量时所对应的温度称为半分解温度，也可用来衡量材料的热稳定性。DTG 曲线的峰顶温度对应最大失重速率温度，用 T_p 表示。美国材料与实验协会(ASTM)标准规定将失重 5%和 50%两点的连线与基线延长线的交点定义为分解温度。国际标准化组织(ISO)标准规定，将失重 20%和 50%两点的连线与基线延长线的交点定义为分解温度。

2. 差热分析

差热分析（differential thermal analysis，DTA）是指在程序控温的条件下，测量样品与参比物之间的温度差随温度变化关系的分析方法，即测量材料在加热或冷却过程中，由于发生物理变化或化学变化而产生的热效应。当物质发生如结晶熔化、蒸发、升华、化学吸附、结晶脱水、玻璃化转变、气态还原时就会出现吸热效应，发生如气体吸附、氧化分解、气态氧化（燃烧）、爆炸、再结晶时就产生放热效应。涉及物质的结晶形态转变、化学分解、氧化还原反应、固态反应等时，可能产生放热或吸热效应。

　　差示扫描量热法是在 DTA 的基础上发展起来的，其原理是检测程序升降温过程中为保持样品和参比物温度始终相等所补偿的热流率 dH/dt 随温度或时间的变化。

　　如图 2-23 所示，样品坩埚装有样品，与参比坩埚（通常为空坩埚）一起置于传感器盘上，两者之间保持热对称，在一个均匀的炉体内按照一定的温度程序（线性升温、降温、恒温及其组合）进行测试，并使用一对热电偶（参比热电偶，样品热电偶）连续测量两者之间的温差信号。由于炉体向样品/参比的加热过程满足傅里叶热传导方程，两端的加热热流差与温差信号呈比例关系，因此通过热流校正，可将原始的温差信号转换为热流差信号，并对时间/温度连续作图，得到 DSC 图谱。

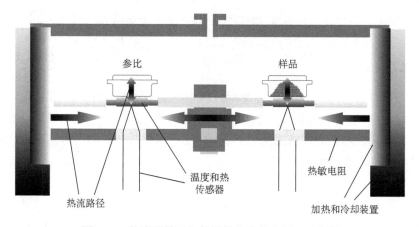

图 2-23　热流型差示扫描量热仪的基本原理示意图

　　DSC 广泛应用于塑料、橡胶、纤维、涂料、黏合剂、医药、食品、生物有机体、无机材料、金属材料与复合材料等各领域，可以研究材料的熔融与结晶过程、玻璃化转变、相转变、液晶转变、固化、氧化稳定性、反应温度与反应热焓，测定物质的比热、纯度，研究混合物各组分的相容性，计算结晶度、反应动力学参数等。

3. 玻璃化转变温度 T_g 的分析

　　对于无定形固体而言，在升温过程中会发生玻璃化转变，由无定形的固态转变为流动态（对于聚合物材料则为高弹态）。在该过程中伴随着比热变化，在 DSC 曲线上体现为向吸热方向的一个台阶状拐折。由此进行分析，即可得到材料的玻璃化转变温度。

　　图 2-24 为某环氧树脂样品的玻璃化转变测试。根据国际标准，玻璃化转变一般取中点，图中为 129.5℃。比热变化则大致地表征了该转变的剧烈程度。

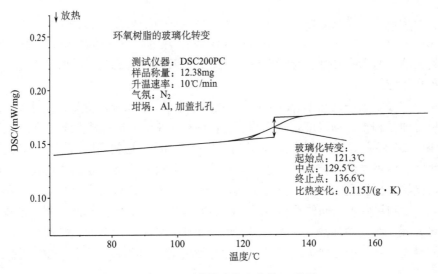

图 2-24　DSC 曲线中聚合物的 T_g 分析

4. 熔融分析

晶体的熔融为一级相转变,在熔融过程中伴随着吸热效应。使用 DSC,可以对该吸热效应进行测定,得到熔点 T_m、熔融热焓等信息。以熔融吸热峰的位置可确定材料的 T_m。图 2-25 为高密度聚乙烯(HDPE)辐射接枝膜的熔融测试。测得熔点 128.5℃,熔融热焓 198.8J/g。

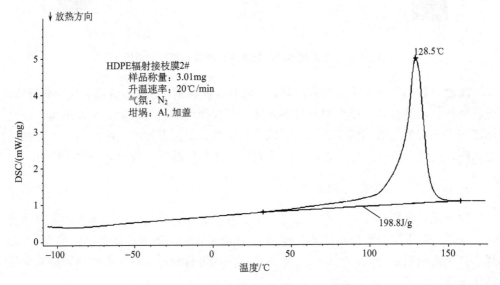

图 2-25　HDPE 辐射接枝膜的 DSC 曲线

5. 结晶分析

以结晶放热峰的位置可确定聚合物的 T_c。图 2-26 为 PA6/PE 复合纤维的冷却结晶测试，图中 PA6 的结晶发生在 190.8℃附近，结晶热熵为-41.35J/g；PE 的结晶发生在 91.1℃附近，结晶热熵为-29.13J/g。

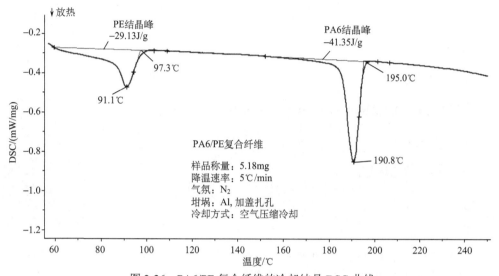

图 2-26 PA6/PE 复合纤维的冷却结晶 DSC 曲线

结晶度的计算：一般的结晶性高分子材料均为部分结晶，在室温下，内部同时存在晶态区域与非晶态（无定形）区域。结晶度为室温下高分子材料内部晶态区域所占的百分数。利用 DSC 升温熔融曲线，可以计算部分结晶高聚物的结晶度 X_c（crystallinity）。其计算公式为

结晶度/% =(熔融峰面积-冷结晶峰面积) / 100%结晶材料的理论熔融热熵

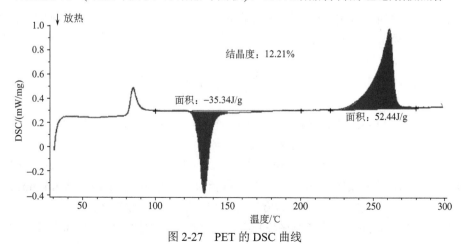

图 2-27 PET 的 DSC 曲线

如图 2-27 所示，冷结晶峰面积为 –35.34J/g，熔融峰面积为 52.44J/g，而 100%结晶 PET 的理论熔融热焓为 140J/g，则根据以上公式，计算得到：

$$结晶度 = (52.44 - 35.34) / 140 = 12.21\%$$

100%结晶材料的理论熔融热焓可以查聚合物手册，也可以通过外推法实测，如先使用 X 射线衍射仪测得一组样品的结晶度，再分别测其 DSC 熔融热焓，用作图法外推求其 100%结晶度的熔融热焓。

三、实验内容

1. 实验设备

TG209F3，DSC214（NETZSCH，德国）。

2. 实验材料

聚乳酸、聚乙烯等。

3. 实验步骤

1）TG 测试

（1）依次打开高纯氮、循环水泵（按 OK 键 3s 以上）、仪器电源、计算机软件。

（2）进入 TG 操作系统，下拉"诊断"，点击"气体与开关"（勾选"吹扫气 2MFC"、"保护气 MFC"）、"MFC 气体管理"（吹扫气 2MFC：20mL/min；保护气 MFC：20mL/min）、"炉体温度"、"查看信号"，预热 2.5h。

（3）基线测定。放入空坩埚；新建文件，测量设定，下一步，勾选"修正"；温度校正：勾选"使用所选"→246，选中，打开，下一步，勾选"STC"、"吹扫气 2MFC"、"保护气 MFC"，设置温度程序，下一步，设置文件保存地址和文件名，下一步，清零，开始（两次）。

（4）样品测定。另取一坩埚，装入适量的样品；"测量设定"→"测量类型"：勾选"修正+样品"；样品质量填 TG 显示的质量，下一步，设置保存文件地址和文件名，下一步，开始（两次）。

（5）实验结束依次关闭软件、仪器、循环水泵、氮气。

2）DSC 测试

（1）称取 3～5mg 待测材料，用压样机将试样及参比物在铝盘中装好压实。

（2）依次打开高纯氮、冷凝水开关、仪器、计算机软件。

（3）进入 DSC 操作系统，下拉"诊断"，点击"气体与开关"（勾选"吹扫气 2MFC"、"保护气 MFC"）、"MFC 气体管理"（吹扫气 2MFC：40mL/min；保护气 MFC：60mL/min）、"炉体温度"、"查看信号"，预热 2.5h。

（4）取两个坩埚，在盖子边缘处扎孔，一个坩埚作参比，另一坩埚里装入样品，称量，减去坩埚自身质量，即为样品质量。

（5）压片后将坩埚放入炉体（左：参比；右：样品）。

（6）新建文件，测量设定，下一步，勾选"样品"，输入样品和参比的相关信息，下一步，勾选"STC"、"冷却"、"吹扫气2MFC"、"保护气MFC"，设置温度程序，"结束"步骤中去掉"Co"中的"√"，下一步，温度校正：勾选"将使用"，选择该项，打开，下一步，设置文件保存地址和文件名，下一步，点击开始（两次）。

（7）实验结束后取出坩埚，依次关闭软件、仪器、氮气。

四、注意事项

（1）高纯氮气气压不得超过0.05MPa，注意氮气的通畅，切勿让管道堵塞。

（2）TG显示小数点后两位不变，认定仪器达到稳定。

（3）每次打开TG盖子前先要把支架升上来，确保TG无读数。

（4）TG炉内温度低于100℃时才能将支架升上来。

（5）TG基线测定时清零，样品测定时不能清零。

（6）TG温度限制为0～1010℃。

（7）打开TG盖子时切勿摇晃和旋转，易使坩埚摇翻、样品掉入仪器，对仪器造成损伤；应直接握住盖子向上提。

（8）DSC每个坩埚的质量约为3mg。超过这个质量说明多了一个盖或者多了一个锅。

（9）DSC压片分为正压和反压，盖子凸起处向上为正压，一般采用正压。对于柔软薄膜则采用反压。

（10）DSC温度限制为–195～605℃。

（11）DSC温度程序设置过程中，需要添加"结束等待"步骤。

（12）有时仪器需要调整炉体温度与实际温度一致，所以需要再按一次"开始"。

（13）仪器上不准放任何物品，保持清洁。

（14）使用仪器后，如实做好使用登记。

五、思考题

（1）采用空气气氛与惰性气体气氛测试的材料热失重结果有什么不同？

（2）在DSC测试过程中，应尽量防止样品室被污染，怎样才能避免污染？

（3）怎样利用DSC测定聚合物的比热容？

（4）DSC与TG相比，两者在原理和应用上有什么不同？

参 考 文 献

张进, 孟江平. 2017. 仪器分析实验[M]. 北京: 化学工业出版社.
TG、DSC(耐驰)使用说明书.

实验 21　生物医学材料的光谱分析

一、实验目的

（1）了解各类光谱分析方法之间的区别、应用范围及其基本原理。

（2）了解产生光谱的条件，掌握光谱学的分析方法。

二、实验原理

光谱分析是根据物质的光谱来鉴别物质及确定它的化学组成和相对含量的方法，其优点是灵敏、迅速。历史上曾通过光谱分析发现了许多新元素，如铷、铯、氦等。

复色光经过色散系统（如棱镜、光栅）分光后，按波长（或频率）的大小依次排列，如太阳光经过三棱镜后形成按红、橙、黄、绿、蓝、靛、紫次序连续分布的彩色光谱。红色到紫色，相应于波长 760～400nm 的区域，是人眼所能分辨的可见部分。红端之外是波长更长的红外光，紫端之外是波长更短的紫外光，都不能为肉眼所觉察，但能用仪器记录。因此，按波长区域不同，光谱可分为红外光谱、可见光谱和紫外光谱。

生物医学材料常用的光谱分析方法有红外光谱、紫外光谱和激光拉曼光谱等。

1. 红外光谱

红外光谱是分子能选择性吸收某些波长的红外光，而引起分子中振动能级和转动能级的跃迁，检测红外光被吸收的情况可得到物质的红外吸收光谱，又称分子振动光谱或振转光谱。在有机物分子中，组成化学键或官能团的原子处于不断振动的状态，其振动频率与红外光的振动频率相当。所以，用红外光照射有机物分子时，分子中的化学键或官能团可发生振动吸收，不同的化学键或官能团吸收频率不同，在红外光谱上将处于不同位置，从而可获得分子中化学键或官能团的信息。

当样品受到频率连续变化的红外光照射时，分子吸收了某些特定频率的辐射，并由其振动或转动运动引起偶极矩的变化，产生了分子振动和转动能级从基态到激发态的跃迁，使相应于这些吸收区域的透射光强度减弱。记录红外光的透光率与波数或波长关系曲线，就得到红外光谱图。红外光谱图通常用波长(λ)或波数(σ)为横坐标，表示吸收峰的位置，用透光率(T)或者吸光度(A)为纵坐标，表示吸收强度。

2. 紫外光谱

许多有机物分子中的价电子跃迁需吸收波长为 200～1000nm 的光，恰好落在紫外-可见光区域。因此，紫外光谱是由于分子中价电子的跃迁而产生的，也可以称为电子光谱。

紫外光的波长是 10～400nm，分为两个区段。波长在 10～200nm 称为远紫外区，这种波长能够被空气中的氮、氧、二氧化碳和水所吸收，因此只能在真空中进行研究工作，故这个区域的吸收光谱称真空紫外光谱，由于技术要求很高，目前在有机化学中用途不大。波长在 200～400nm 称为近紫外区，一般的紫外光谱是指这一区域的吸收光谱。波长在 400～760nm 的称为可见光谱。常用的分光光度计一般包括紫外及可见两部分，波长在 200～800nm（或 200～1000nm）。

分子内部的运动有转动、振动和电子运动，相应状态的能量（状态的本征值）是量子化的，因此分子具有转动能级、振动能级和电子能级。通常，分子处于低能量的基态，从外界吸收能量后，能引起分子能级的跃迁。电子能级的跃迁所需能量最大，为 1～20eV。根据量子理论，相邻能级间的能量差 ΔE、电磁辐射的频率 ν、波长 λ 符合下面的关系式：

$$\Delta E = h\nu = h \times c / \lambda$$

式中，h 为普朗克常量，6.626×10^{-34} J·s；c 为光速，2.998×10^{8} m/s。应用该公式可以计算出电子跃迁时吸收光的波长。

当不同波长的单色光通过被分析的物质时能测得不同波长下的吸光度或透光率，以吸光度为纵坐标对横坐标波长作图，可获得物质的吸收光谱曲线。紫外吸收光谱分析为化合物的定性分析提供了信息依据，通过对未知化合物的扫描光谱、最大吸收波长值与已知化合物的标准谱图在相同条件下进行比较，就能获得基础的鉴定信息。

3. 拉曼光谱

拉曼光谱是研究化合物分子受光照射后所产生的散射，散射光与入射光能级差和化合物振动频率、转动频率关系的分析方法。与红外光谱类似，拉曼光谱是一种振动光谱技术，所不同的是，红外光谱与分子振动时偶极矩变化相关，而拉曼效应则是分子极化率改变的结果，被测量的是非弹性的散射辐射。拉曼光谱通常采用激光作为单色光源，将样品分子激发到某一激发态，随后受激分子弛豫跃迁到一个与基态不同的振动能级，此时散射辐射的频率将与入射频率不同。这种频率变化与基态和终态的振动能级差相当，这种"非弹性散射"称为拉曼散射。频率不变的散射称为弹性散射，即所谓瑞利散射。如果产生的拉曼散射频率低于入射频率，称为斯托克斯散射。反之，称为反斯托克斯散射。实际上，几乎所有的拉曼分析都是测量斯托克斯散射。

拉曼光谱与红外光谱相似，用散射强度对拉曼位移作图，拉曼位移（以 cm^{-1} 为单位）等于激发光的波数减去散射辐射的波数。由于官能团或化学键的拉曼位移与它们在红外光谱中的吸收波数相一致，所以谱图的解析也与红外光谱相同。然而，通常在拉曼光谱中出现的强谱带在红外光谱中却成为弱谱带，甚至不出现，反之亦然。所以，这两种光谱技术常互为补充。

三、实验内容

I　紫 外 光 谱

1. 实验设备

设备由 UV-2600 型紫外分光光度计和计算机组成。

2. 实验材料

高锰酸钾标准储备溶液（0.02mol/L）。

3. 实验步骤

1）开机

在使用前先确认仪器和计算机的工作电源，检查仪器样品室应无遮挡光路的物品。确认后先开启计算机，然后开启仪器电源。待分光光度计外侧显示绿色时，启动计算机桌面上的 UVPROBE 程序。

首先从下拉式菜单的仪器项上追加需要的仪器，操作完毕如图 2-28 所示，然后点击连接键①，这样仪器与计算机连接（当然，中间的通信电缆的连接、通信口的指定等都是必需的，此处不再赘述）并开始初始画面。初始化大约需要 5min，进行一系列的检查和初置，如一切顺利通过就可以开始测定。

2）测定

首先选择测定的方式，在主菜单上能发现图 ▇▇▇▇ 所示的各键，自左至右分别为：

（a）报告生成器：用于制作各种格式的报告。

（b）动力学测定方式：一般测定吸收值随时间的变化，通常用于酶反应随时间的变化。

（c）光度测定（定量）方式：可进行多波长、单波长、峰高或峰面积定量。校准曲线可使用多点、单点、K 因子等方法。由于具有自定义方程的功能，DNA/蛋白质测定等以前需要特殊选购的软件才能进行的工作，使用 UVPROBE 可自编程序进行测定。

（d）光谱测定方式：可进行紫外可见区的光谱测定。

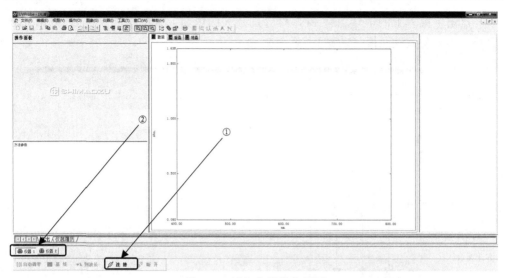

图 2-28　追加仪器操作界面

3）光谱测定方式

a. 参数的设定

点击菜单栏上的 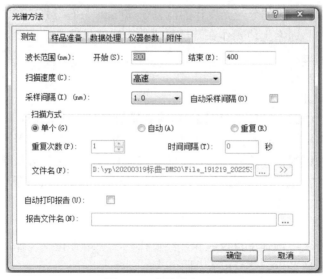 键，即可出现如图 2-29 所示的选择测定条件的界面。

图 2-29　参数设定界面

在此对话框中可选择波长测定的范围、扫描的速度、采样间隔等条件。

点击图 2-29 中"样品准备"标签，可输入质量、体积、稀释因子、光程长等信息。

点击图 2-29 中"仪器参数"标签，可选择测定种类（吸收值、透光率、能量、反射率）及通带（狭缝）等条件。

点击主菜单上的 键，可分别开关图像面板（图中的左键）、数据处理面板（中）及方法面板（右键），见图 2-30。

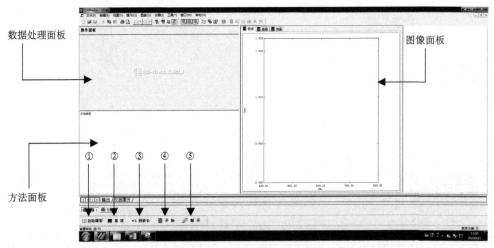

图 2-30　开关图像面板界面

b. 光谱测定

首先点击图 2-30 中的②进行基线校正，然后点击③波长设置到 500nm，再点击①自动调零，由于一般的分光光度计的能量在 500nm 左右最强，在此自动调零可得到最正确的基线，通常上述操作在开机后进行一次就足够了。此后，设置样品点击④键即可开始测定。

4）光度测定方式

a. 参数的设定

点击菜单栏中的 键，出现图 2-31。此处显示的波长类型"点"表示测定方式，如果选择的是范围，则需输入起始和结束波长，并可选择最大、最小、峰、谷或面积等作为定量的依据。无论怎样选择，波长都是必需的，并要填入以后才有效。

在菜单栏上有 键，点击以后分别出现标准表（最左）、样品表（左2）、工作曲线图（右 2）和样品图（最右），见图 2-32。

b. 定量测定

首先如前所述，选择了点及波长，然后在方法中选择校准，在此决定用工作曲线法定量，并选择多点、单点或 K 因子法等。

此后，样品室内逐个放入标准样品，点击图 2-32 中下方的读数键即可。注意，无论是测定标准样品还是未知样品，必须输入名称才有效。校准测定完毕，工作曲线自动显示，接下去就可测定未知样品的浓度。有时不测定浓度，只测定某些波长的读数，则在校准方法中选择"原始数据"，在登录时选择若干需要的波长，即可测定各波长的读数。

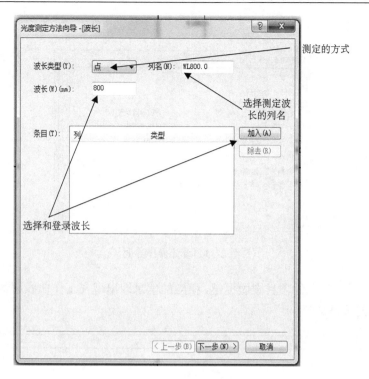

图 2-31　光度测定操作界面

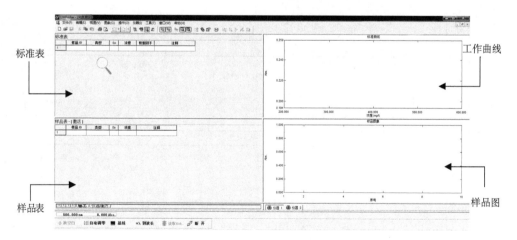

图 2-32　工作曲线操作界面

使用 SH/T 0181—2005 标准方法进行光谱测定时，点击③设置波长到 287.5nm，再放入两只均装有光谱纯异辛烷的比色皿，点击①自动调零，最后将外面一只比色皿中装入需要测定的样品，点击④键读数，即可测得在该波长处的样品的吸光度值。

在工作曲线图像上点击鼠标左键，选择属性，可从该图像上得到许多有用的信息，见图 2-33。

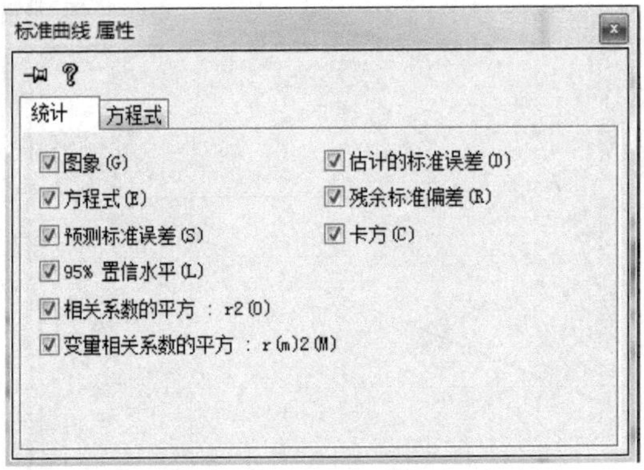

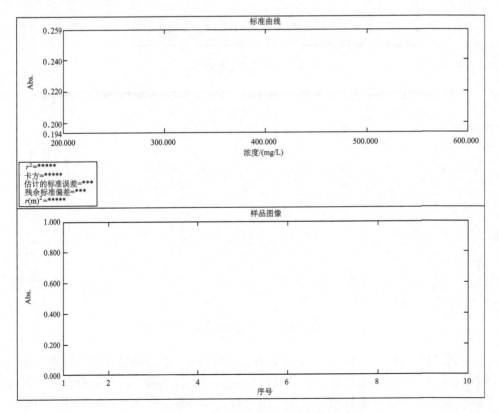

图 2-33　统计操作界面

只需在这些显示的项目中做标记，相应的信息即出现在工作曲线图像的左下方，见图 2-34 的画框部分。

图 2-34　标准曲线和样品图像操作界面

　　K 因子法实际上可称为已知工作曲线法（而且不局限于直线），即工作曲线回归方程的系数和次数已知，因而只要输入这些系数和次数。这一方法对工作曲线较为稳定的日常分析非常有效。设置方法见图 2-35。

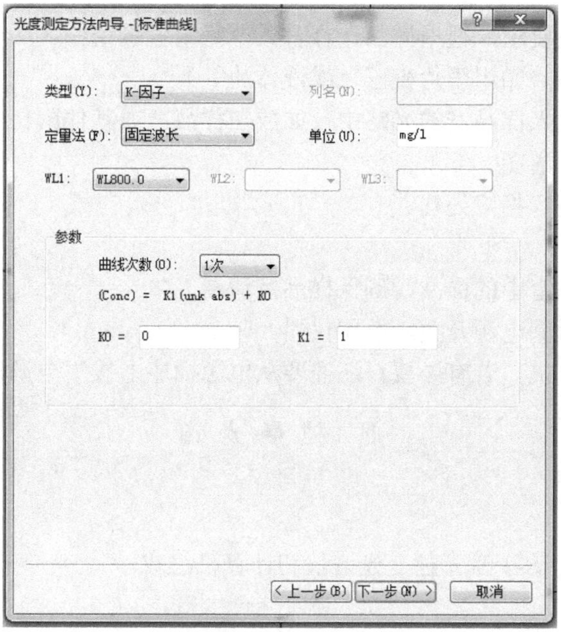

图 2-35　光度测定方法向导操作界面

Ⅱ　红 外 光 谱

1. 实验设备

BRUKER-TENSOR 27 红外光谱仪，主要由红外光源、迈克尔逊干涉仪、检测器、计算机和记录系统五部分组成。

2. 实验材料

溴化钾（KBr，光谱纯），苯乙烯马来酸酐共聚物。

3. 实验步骤

1）开机

（1）按仪器后侧的电源开关，开启仪器，通电后开始自检过程，约 30s。自检通过后，状态灯由红变绿。仪器通电后至少要等待 10min，等仪器稳定后，才能进行测量。

（2）开启计算机，运行 OPUS 操作软件。检查计算机与仪器主机通信是否正常。

（3）设定适当的参数，检查仪器信号是否正常，若不正常需要查找原因并进行相应的处理，正常后待。仪器稳定，进行测量。

2）测量

（1）按照实验要求，根据样品选择背景，测量背景谱图。

（2）准备样品（如用压片机压片或液体池等）。

（3）将样品放入样品室的光路中（如放在样品架或其他附件上）。

（4）测量样品谱图。

（5）对谱图进行相应处理。

3）关机

（1）移走样品室中的样品，确保样品室清洁。

（2）按仪器后侧电源开关，关闭仪器。

（3）关闭计算机。若有必要，还需要从电源插座上拔下电源线。

Ⅲ　拉曼光谱

1. 实验设备

实验设备由 LRS-3 激光拉曼光谱仪和计算机组成。

2. 实验材料

苯乙烯马来酸酐共聚物。

3. 实验步骤

（1）准备样品：用滴管将 CCl_4 注入药品匙，然后将药品匙放置在样品架上。

（2）打开激光器电源。

（3）调整外光路。

（a）放入药品匙之前观察激光束是否与底板垂直，若不垂直，进行调节。

（b）聚光部件的调整：将药品匙放置在样品架上，调节样品架上的微调螺钉使聚焦后的激光束位于样品管的中心。

（c）集光部件的调整：集光部件是为了最有效地收集拉曼光。该仪器采用 1 个物镜组及物镜 2，见图 2-36。

首先，拿一张白纸放在单色仪的入缝处，观察是否有绿色亮条纹像与狭缝平行。若此时绿色亮条纹像清晰，并进入狭缝，就不需要再调整。若像清晰但未进入狭缝则可调整螺钉，使像进入狭缝。

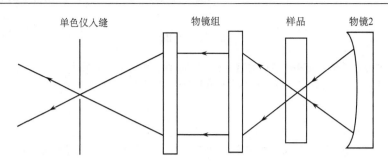

图 2-36　集光部件光路示意图

（4）打开仪器的电源。

（5）启动应用程序，出现对话框，重新初始化（光栅重新定位）。

（6）在参数设置区设置阈值和积分时间及其他参数。

模式：波长方式；间隔：0.1nm；负高压（提供给倍增管的负高压大小）：8；阈值：27；工作波长：515～560nm；最大值：16500，最小值：0；积分时间：120ms；如使用陷波滤波器，选择打钩。

（7）单击"单程"扫描，获得谱图。

（8）与给定的标准谱图对照，峰值较低时，说明进入狭缝的拉曼光较少，进一步调整外光路。方法如下：利用"自动寻峰"找到最高峰值对应的波长，记录下来；单击"定点"，输入最高峰值对应的波长，输入时间长度100s。依次调节外光路中物镜的俯仰按钮，使对话框中的能量（左边为时间，右边为能量）出现最大值。

（9）单击"检索"，对话框中输入波长515nm，单击"单程"扫描，获得谱图。

（10）存储打印（显示波长和峰值）。

（11）关闭应用程序、仪器电源和激光器电源。

四、注意事项

（1）实验室应该保持清洁、干燥，大门不能长期敞开。

（2）仪器开启后需要预热一段时间后才能进行测定。

（3）不得随意改变软件的参数。

（4）眼睛不要注视激光，以免受伤。

五、思考题

（1）本实验中涉及的光谱分析方法，哪些是定性分析？哪些是定量分析？

（2）除了本实验中介绍的三种光谱分析方法，还有哪些其他的光谱学方法可以用来表征分析生物医学材料的结构特征？

参 考 文 献

孟令芝, 龚淑玲, 何永炳. 1996. 有机波谱分析[M]. 武汉: 武汉大学出版社.

赵文宽, 张悟铭, 王长发, 等. 1997. 仪器分析实验[M]. 北京: 高等教育出版社.

实验 22　生物医学材料的微观结构分析：SEM/AFM

一、实验目的

（1）了解扫描电子显微镜（scanning electron microscopy，SEM）和原子力显微镜（atomic force microscope，AFM）的结构、工作原理、操作规程和用途。

（2）了解不同材料在使用前的样品处理。

（3）了解 X 射线能谱仪的线扫、面扫分析材料表面的元素。

（4）掌握实验数据的处理和分析。

二、实验原理

1. SEM 实验原理

SEM 依据电子与物质的相互作用而制造。图像为立体影像，可反映样品的表面结构。SEM 是用一束高能、极细的入射电子束轰击扫描样品，在样品表面激发出次级电子，次级电子的多少与样品的表面结构有关。样品在固定、脱水后，要喷涂一层重金属微粒，重金属在电子束的轰击下发出次级电子信号。

SEM 广泛应用于对固体材料纤维结构的全面特征的描述。最基本的功能是利用大景深图像对各种固体样品表面进行高分辨形貌观察。可应用于生物学、植物学、地质学、冶金学等。通过 SEM 可观察样品的表面、切开的面或一个断面，如原始的或磨损的表面、氧化物表面、晶体的生长或腐蚀的缺陷；可检查纸、纺织品；可观察木头的细微结构、易碎样品的结构；可观察花粉颗粒、硅藻和昆虫等。

SEM 由三大部分组成：真空系统、电子束系统及成像系统。真空系统和电子束系统组成镜体部分，包括电子枪、扫描线圈、试样室、检测器及真空抽气系统等。

2. X 射线能谱分析实验原理

能谱仪线扫描是指电子束沿样品表面选定的直线轨迹做所含元素浓度的线扫描分析。例如，某一样品由不同层次组成，确定每一层次的成分时，在该样品的截面图像上从样品内部向表面拉一条直线，电子束沿着直线进行扫描，采集每一层次元素的特征 X 射线，它们的计数值变化将分别以曲线形式显示在荧光屏上，每条曲线的高低起伏反映所对应元素沿着扫描线浓度的变化。

通过 X 射线面扫描可以得到元素的面分布图。入射电子束在样品表面某一区域做光栅扫描，能谱仪固定接收某一元素的特征 X 射线信息，每采集一个特征 X 射线光子，在荧光屏上的对应位置打一个亮点，亮点集中的部位就是该元素的面分布图。被测样品由多种元素组成，可以得到每个元素的面分布图。

通过 X 射线能谱仪可分析样品截面各层次元素的分布，如镀层分布，使用线扫描可以直接给出结果，简单快捷；需要了解样品某一区域内的元素分布，如钢中的夹杂物分布，使用面扫描可得到元素分布图。

3. AFM 实验原理

AFM 是一种可研究包括绝缘体在内的固体材料表面结构的分析仪器。AFM 图像具有原子级的分辨率，已成为研究生物医学样品和生物大分子的重要工具之一。例如，生物细胞的表面形态观测，生物大分子的结构及其他性质的观测研究，生物分子之间力谱曲线的观测等。

先固定对微弱力极敏感的微悬臂的一端，另一端的微小针尖与样品表面轻轻接触，控制针尖尖端原子与样品表面原子间的距离，并在垂直于样品的表面方向起伏运动，通过微悬臂的形变表征针尖与样品表面原子间作用力。利用光学检测法或隧道电流检测法，可测得微悬臂对应于扫描各点的位置变化，从而获得样品表面形貌的信息。因此，利用微悬臂感受和放大微悬臂上尖细探针与受测样品原子之间的作用力，可以观察导体和非导体的原子之间的接触、原子键合、范德瓦耳斯力或卡西米尔效应等来呈现样品的表面特性。

AFM 的优点为：①相对于 SEM，AFM 提供真正的三维表面图；②不需要对样品进行镀铜或碳的任何特殊处理，对样品不造成任何不可逆转的破坏；③SEM 需要运行在高真空条件下，AFM 在常压下甚至在液体环境下都可以良好工作；④可以用于研究生物宏观分子，甚至活的生物组织。

AFM 的缺点为：与 SEM 相比，AFM 成像范围太小，速度慢，受探头影响大。

为确保收集信息的准确性，在系统检测成像全过程中，探针和被测样品间的距离需保持在纳米（10^{-9}m）量级，距离太大不能获得样品表面的信息，距离太小会损伤探针和被测样品，采用数字反馈控制回路，用户在控制软件的参数工具栏通过对参考电流、积分增益和比例增益几个参数的设置来控制收集数据。

AFM 系统分为力检测部分、位置检测部分、反馈系统三个部分。AFM 研究对象可以是有机固体、聚合物及生物大分子等，样品的载体选择范围很大，包括云母片、玻璃片、石墨、抛光硅片、二氧化硅和某些生物膜等，最常用新剥离的云母片。利用电性能测试时需要导电性能良好的载体，如石墨或镀有金属的基片。所测样品的厚度，包括样品台的厚度，最大为 10mm。样品的大小以不大于样品台的大小（直径 20mm）为最佳，最大约为 40mm。需固定好再进行测量，否则易移位。样品不能过重，否则会影响仪器扫描的动作。

　　AFM 工作原理如图 2-37 所示，二极管激光器发出的激光束经过光学系统聚焦在微悬臂背面，并从微悬臂背面反射到由光电二极管构成的光斑位置检测器。在样品扫描时，由于样品表面的原子与微悬臂探针尖端的原子间的相互作用力，微悬臂将随样品表面形貌而弯曲起伏，反射光束也将随之偏移，因此通过光电二极管检测光斑位置的变化，就能获得被测样品表面形貌的信息。

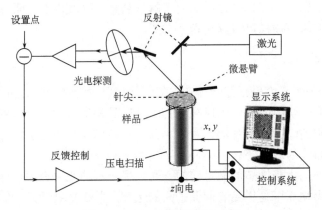

图 2-37　AFM 工作原理示意图

三、实验内容

I　SEM 实 验

1. 实验设备

SEM。

2. 实验材料

金属片、多孔陶瓷、高分子膜样品等。

3. 实验过程

1）样品制备

（1）样品尺寸。需要用导电胶固定在样品台上（不可在样品杯中直接制备样品，以免弄脏样品杯），首先将导电胶一面粘于样品台上，之后将样品粘于导电胶的另一面。装在样品台上的样品必须满足直径在 25mm 以内，高度在 30mm 以内，样品边缘不得超出样品台范围。不要强迫将不满足以上条件的样品装进样品杯。

（2）装样。将样品台插进样品杯：旋转样品杯的高度调节环钮，将样品杯装样平面调节到最高位置。使用镊子将带有样品的样品台插进样品杯装样平面的小孔中。确保样品台完全插入样品杯，样品台的台面完全坐在样品杯的装样平面上。

调节样品的位置：通过旋转样品杯上的高度调节环钮来降低样品的高度。注意：样品的最高面必须低于样品杯的最高面。

操作如下：继续降低样品直到样品的最高面和样品杯的旋转环钮上平面平齐。继续降低样品，使得样品最高面比样品杯旋转环钮上平面至少低 2mm，环钮周围有竖直刻线，每一刻度为 0.5mm，要达到 2.0mm，需要将环钮旋转 4 格。

（3）上样。

（a）当主机面板上的开锁灯亮起时，说明这时打开舱门是安全的，准备好上样。

（b）用大拇指和弯曲的食指捏住舱门凸出的把手，适当用力将舱门完全拉上去，不要做多次停顿（注意：需将舱门完全开启，如果舱门没有完全打开，样品杯不能正确地推入）。

（c）捏住样品杯的把手，将样品杯推进舱门下方的样品槽中，推至最深位置，不要太过用力。如果正确地将样品杯推进样品槽中，实验人员会感觉到样品杯和样品槽之间的轻微咬合。

（d）如果样品杯正确地安装，位于主机面板前方的 Sample 指示灯会变亮。此时，用拇指和弯曲的食指捏住舱门把手，将舱门拉下关闭（注意：拇指和食指必须放在舱门外，否则下落的舱门会夹到手指；下拉过程请稍微用力，直接将舱门拉下，中间不要有超过两次的停顿）。

（e）当舱门拉下时，样品会自动移动到光学成像界面。舱门会自动锁住，主机控制面板前方的关锁指示灯会亮起。样品正确安装，准备操作。

2）样品检测

（1）打开计算机显示屏，按下扫描电镜"power"键进行唤醒。

（2）剪裁样品并用导电胶置于载物台上，压缩气体吹扫表面灰尘。

（3）对样品进行喷金处理（金属样品不需喷金）。

（4）将固定好样品的样品台放入 SEM 中，将镜头由光镜切换为电镜。

（5）通过调试亮度、对比度、聚焦使镜下画面清晰；通过调试放大倍数拍摄合适照片。

（6）取出样品台，按下电镜"power"键，关闭计算机显示器。

3）样品卸载

观测完成后，将放大倍数调到较低的倍数，点击屏幕右上角的卸载按钮，确认卸载，点击对号完成卸载；点击错号取消卸载。待主机控制面板前方的开锁指示灯亮起后，打开舱门，取出样品。

Ⅱ　X 射线能谱分析实验

在 SEM 操作过程中，选择光谱分析功能按键，进入能谱分析，根据材料分析要求选择定性分析手段。使用 X 射线能谱仪进行元素测定时，一般有三种基本的工作方式，分别为定点分析、线扫分析和面扫分析。根据不同的测试目的，选择相应的分析模式。当测试样品为非均质样品时，可以使用线扫、面扫得到非常直观的结果。

Ⅲ　AFM　实　验

1. 实验设备

AFM。

2. 实验材料

金属片、多孔陶瓷、高分子膜。

3. 实验过程

1）样品制备

将需要测定的样品固定在仪器配备的铁片上。

2）开机

确认实际电压与系统设定的工作电压相符合，所有线缆都已正确连接。确保操作环境符合要求且防震台处于正常工作状态。

3）安装样品和探针

（1）安装样品。将固定在铁片上的样品放入带有磁性的样品台中心，使其吸住铁片和样品。按开关"up"/"down"升起和降低探针的高度。注意：应使样品的上表面不明显高于顶端上的支点顶部，以防止安装支架时探针直接压到样品表面而损坏探针。

（2）安装探针。将探针安装在支架上。安装时，把支架翻转放在桌面上，轻轻下压，使里面凹槽内的金属片微微上翘。随后装入探针，并松手使金属片压紧探针。安装完探针后将支架卡在顶端凸出的支点上，摆放平稳，然后拧紧顶端背面的固定旋钮。

4）启动软件

（1）双击桌面"Nanoscope"软件图标。

（2）进入实验选择界面，根据实验方案进行选择，第一步选择实验方案"Scan Asyst"，第二步选择实验环境"Scan Asyst in Air"，第三步选择实验具体操作模式"Scan Asyst in Air"。

（3）设置结束后，单击界面右下方图标"Load Experiment"，进入具体实验设置界面。

5）调节激光

（1）在软件中左侧点击"Setup"，找到图像窗口。

（2）调节光学显微镜镜头位置，自上而下调节可分别看清探针、样品。

（3）聚焦到针尖下的样品表面（找一个脏点聚焦；如果样品很干净，找样品边缘聚焦），使样品成像清晰。

（4）将基座右侧的"up"/"down"开关拨到"down"，使探针逐渐接近样品表面，待微悬臂基本清晰后停止；一定不能完全清晰，否则会撞到针尖。

（5）使用顶端下部两个旋钮移动顶端位置，使探针位于样品上所要测量的区域。

（6）使用基座上的位置调节旋钮调节显微镜视场，找到激光光斑。

（7）使用顶端上部两个方向的激光调节旋钮将激光光斑打在微悬臂前端。

6）调节四象限检测器

（1）调整顶端后部反光镜，使"SUM"值最大。

（2）将基座左侧的模式选择键打到"AFM&LFM"上，基座前面左上角的指示灯显示红色。

（3）调整顶端上部的两个四象限旋钮，使基座前面 LCD 显示屏上的"VERT"显示为0，"HORZ"显示为0。偏差都要小于±0.5，尽量接近于0。

7）初始化扫描参数

将"Scan size"设置为0，将"Scan angle"设置为0，将"X offset"和"Y offset"设置为0。点击左侧的"Engage"，等待探针到达样品表面。当听到"滴"的一声并且计算机屏幕下方显示"Tip：the engaged"，表示进针完毕。

8）扫描图像

（1）调节"Scan size"（扫描范围），选择合适的扫描范围。对于大部分样品来说，智能模式可以自动优化成像参数得到质量良好的图像。

（2）调节"Scan rate"（扫描速率），随着"Scan size"（扫描范围）的增大，扫描速率需相应降低。最大分辨率是1024，最小分辨率是128，但是通常选择256或512。

9）保存图像

点击软件中"Capture"菜单中"Capture"存图，"Capture file"设置拍照存储路径。

10）退针

（1）点击"Withdraw"停止扫描并使探针远离样品表面，至少点击 3 次"Withdraw"。

（2）将"up"/"down"开关拨到"up"使探针远离样品表面后取出支架，取下样品。

11）关机

关闭软件界面、控制器、计算机、显示器和光源。

四、注意事项

1. SEM 注意事项

（1）样品必须干燥、无挥发性。

（2）将载物台固定在样品台时注意样品高度应低于样品台平面 2mm（即样品台上刻度四格）。

（3）有导电性的样品可直接进行观察，不导电的样品则需要进行喷金处理。

（4）喷金时电流必须在 10mA 以内进行溅射。

（5）喷金结束后应先关闭电源再打开通气阀。

（6）磁性样品要固定牢，并建议在中、长工作距离下观测。

2. AFM 注意事项

（1）图像扫描：选择范围要从大逐步缩减到小范围，不要动作过大，以免使扫描管剧烈变化而失灵。扫描范围：J 管 125μm×125μm×5μm，E 管 10μm×10μm×2.5μm。

（2）对于运行 Windows XP 的系统，开机顺序必须是先打开计算机主机，再打开控制器。

五、思考题

1. SEM 实验思考题

（1）讨论 SEM 的应用和影响 SEM 图像质量的因素。

（2）对于非导电材料，表面喷金后再进行 SEM 观察，是否影响材料表面形貌与性能？

2. AFM 实验思考题

（1）讨论 AFM 的用途和影响 AFM 图像质量的因素。

（2）对于生物样品的分析，如何选择样品的专用探针？

参 考 文 献

杜美洁, 王立, 王彬, 等. 2019. 基于原子力显微镜的细胞破损有限元模型建立与分析[J]. 生物医学工程研究, 38(3): 297-301.

葛增辉. 2019. 三探针原子力显微镜成像系统研究[D]. 长春：长春理工大学.

实验 23　生物医学材料的生物相容性分析

一、实验目的

（1）掌握生物材料的生物相容性分析实验的基本方法。

（2）了解生物相容性评价的国家标准要求。

二、实验原理

生物相容性可分为两类：组织相容性和血液相容性。组织相容性是指材料与组织器官接触时，不能被组织所侵蚀，材料与组织之间应有的一种亲和能力。血液相容性是指材料与血液直接接触时，与血液相互作用不引起凝血或血栓、不损伤血液组成和功能的能力和性能。

1. 细胞毒性实验原理

Cell Counting Kit-8 试剂，可用于简便而准确地分析细胞增殖和毒性。其基本原理为：该试剂中含有 WST-8[化学名 2-(2-甲氧基-4-硝基苯基)-3-(4-硝基苯基)-5-(2,4-二磺酸苯)-2H-四唑单钠盐]，它在电子载体 1-甲氧基-5-甲基吩嗪鎓硫酸二甲酯(1-methoxy PMS)的作用下被细胞中的脱氢酶还原为具有高度水溶性的黄色甲瓒产物。生成的甲瓒物的数量与活细胞的数量成正比。因此，可利用这一特性直接进行细胞增殖和毒性分析。该试剂主要用途有：药物筛选、细胞增殖测定、细胞毒性测定、肿瘤药敏试验。使用酶标仪在 450nm 波长处测定光密度（OD）值，间接反映活细胞数量。

2. 溶血实验原理

生物材料与血液接触时，其溶血成分的存在可导致红细胞破坏，血红蛋白释放，从而使游离血浆血红蛋白增加，产生对机体的毒副作用。任何物质在光谱分析中均有其特定的吸收光谱，可用分光光度计进行检测，并可进行定性或定量分析。

3. 过敏实验原理

迟发型超敏反应：与补体和抗体无关，是一种以单核细胞浸润和细胞变性坏死为主要特征的超敏反应，又称为Ⅳ型超敏反应，属于超敏反应的一种。临床常见的有感染性迟发型超敏反应、接触性迟发型超敏反应等。Ⅳ型超敏反应是抗原诱导的一种细胞性免疫应答，反应发生较慢，通常在接触相同抗原后 24～72h 出现炎症反应，因此又称迟发型超敏反应。

4. 刺激实验原理

刺激是不涉及免疫学机制的一次、多次或持续与实验材料接触所引起的局部炎症反应。

三、实验内容

Ⅰ　CCK8　实　验

1. 实验设备

CO_2 细胞培养箱，全波长酶标仪，离心机(750g 离心)，恒温水浴箱（保持水温在37℃），离心管，分析天平。

2. 实验材料

CCK8 试剂盒、96 孔板、人宫颈癌上皮细胞（Hela 细胞）、培养基、盐酸、生理盐水、聚己内酯（PCL）医用级薄膜浸提液等。

3. 实验过程

（1）在 96 孔板中配制 100μL $1×10^4$ Hela 细胞悬液。将培养板在培养箱预培养 24h（37℃，5% CO_2）。

（2）向培养板加入 10μL 不同浓度的 PCL 医用级薄膜浸提液。

（3）将培养板在培养箱孵育一段适当的时间（如 6h、12h、24h 或 48h）。

（4）向每孔加入 10μL CCK8 溶液(注意不要在孔中生成气泡，它们会影响 OD 值的读数)。

（5）将培养板在培养箱内孵育 1～4h。

（6）用酶标仪测定在 450nm 处的吸光度。

（7）若暂时不测定 OD 值，可以向每孔中加入 10μL 0.1mol/L 的 HCl 溶液或者 1%（质量体积分数）十二烷基硫酸钠（SDS）溶液，并遮盖培养板，避光保存在室温条件下。24h 内测定，吸光度不会发生变化。

注意：如果待测物质有氧化性或还原性，可在加 CCK8 前更换新鲜培养基（除去培养基，并用培养基洗涤细胞两次，然后加入新的培养基），去除药物影响。当然药物影响比较小的情况下，可以不更换培养基，直接扣除培养基中加入药物后的空白吸收即可。

Ⅱ　溶　血　实　验

1. 实验设备

离心机(750g 离心)，恒温水浴箱(保持水温在 37℃)，15mL 离心管，分析天平。

2. 实验材料

PCL 医用级薄膜，0.9%生理盐水，新鲜抗凝兔血[每 20mL 兔血里加入 1mL 2%（20g/L）草酸钾生理盐水溶液，使用前配制，储存于 4℃]。

3. 实验过程

（1）稀释抗凝兔血的制备：在 8mL 的新鲜抗凝兔血中加入约 10mL 的生理盐水，将 0.2mL 稀释后的抗凝兔血加入 10mL 蒸馏水中，于 545nm 处的吸光度值为 0.8±0.3。稀释后的抗凝兔血储存于 4℃。

（2）阴性对照试剂的制备：试管内加入 10mL 生理盐水；阳性对照试剂的制备：试管内加入 10mL 蒸馏水。各制备三个平行样本。

（3）材料样品制备：将 PCL 医用级薄膜消毒，按照临床应用裁剪试样，三个试管内分别放置 5g 样品，固体样品的最大直径不应超过 5mm。每个试管内加入 10mL 生理盐水，将上述试管置于 37℃恒温水浴箱内孵育 30min，然后每个试管内分别加入 0.2mL 稀释的抗凝兔血，轻轻混匀，继续恒温水浴 60min。

（4）在 750g 下离心 5min。注意：若离心后上清液仍浑浊，应加大离心力或延长离心时间，直至上清液澄清为止。

（5）吸取上清液，置于分光光度计的比色皿中，于 545nm 处检测吸光度。三个平行样品的吸光度值的平均值为最终结果。若无试样颜色的影响，吸光度值即为样品溶血吸光度值。阴性对照试剂的吸光度值应不大于 0.03，阳性对照试剂的吸光度值应为 0.8±0.3。

（6）注意：如果 PCL 医用级薄膜本身颜色影响实验结果，实验时应同时设一样品底色组，即不加稀释的抗凝兔血，只保温 90min。样品的溶血吸光度值即为样品吸光度值减去样品底色吸光度值。

（7）结果计算：溶血率以百分比表示，按下列公式计算

$$\left(Z - \frac{D_i - D_n}{D_p - D_n}\right) \times 100\%$$

式中，Z 为溶血率；D_i 为样品的溶血吸光度；D_n 为阴性对照试剂的吸光度值；D_p 为阳性对照试剂的吸光度值。

（8）结果判断：若材料的溶血率小于 5%，则材料符合标准要求；若溶血率大于 5%预示材料有溶血作用，不符合标准要求。若每组实验的三个样品之间的溶血率的

偏差大于或等于 20%，应重复实验。

Ⅲ　过敏实验（最大剂量法）

1．实验动物

健康、初成年的白化豚鼠，雌雄不限，同一远交品系，体重应为 300～500g。粉剂和液体材料应至少使用 10 只，对照组至少使用 5 只。

2．实验过程

（1）将豚鼠背部两侧脱毛 3cm×3cm，雌雄各半分为两组。

（2）皮内诱导阶段：脱毛后 24h，每注射点皮内注射 PCL 医用级薄膜浸提液 0.1mL。弗氏完全佐剂与 PCL 医用级薄膜浸提液以 50∶50（体积比）比例混合。

（3）局部诱导阶段：皮内诱导 7d 后，PCL 医用级薄膜浸提液将 20mm×40mm 的滤纸浸透，贴敷于除毛皮肤表面，再用封闭式包扎带固定。48h 后去除包扎带和滤纸片。

（4）激发阶段：局部诱导阶段后 14d，用 PCL 医用级薄膜材料或浸出液对全部实验豚鼠和对照豚鼠进行激发。将浸透 PCL 医用级薄膜浸提液的滤纸片局部敷于每只豚鼠的单侧腹部。用封闭式包扎带固定，并于 24h 后去除。

（5）动物观察：去除敷贴后 24h、48h 和 72h 观察实验组和对照组豚鼠激发部位皮肤情况。按表 2-4 规定分类，描述每个激发部位和每个观察时间皮肤红斑和水肿反应程度。

（6）结果评价：对照组豚鼠计分小于 1，而实验组中计分大于或等于 1 时，一般提示致敏。

表 2-4　皮肤反应分类系统

反应	计分
无红斑	0
轻微红斑（勉强可见）	1
红斑清晰	2
中度红斑	3
重度红斑（紫红色）至焦痂形成	4
无水肿	0
轻微水肿（勉强可见）	1
水肿清晰（肿起，不超过边缘）	2
中度水肿（肿起约 1mm）	3
重度水肿（肿起超过 1mm，超出接触区）	4

Ⅳ 刺 激 实 验

1. 实验设备

天平（精度分别为 0.01g 和 1g），实验兔固定装置，手术剪刀，剪毛刀，游标卡尺，称量瓶，吸管，移液管，包扎带，烧杯，压力蒸气灭菌器。

2. 实验材料

75%乙醇，0.9%氯化钠注射液，所有器具采用蒸气灭菌（121℃恒温 20min，或电热干烤箱内 160℃干烤 2h）。清洁级、初成年的实验用新西兰兔，雌雄兼用，体重不低于 2kg。

3. 实验过程

（1）动物准备。抓兔的方法：右手把两耳轻轻拿在手心，抓住颈后部的皮厚处，提取兔，用左手托住臀部，使兔的体重大部分落在左手上，不能单提两耳、捉拿四肢、提抓腰部和背部。将实验兔固定在装置上，用剪毛刀把背部脊柱两侧的被毛去除干净（约 10cm×15cm 区域），作为实验和观察部位。

（2）实验前用 75%乙醇擦拭背部去毛区域，待干后根据测试样品选用以下方法操作。

粉剂或液体样品：取 0.5mL 的 PCL 医用级薄膜浸提液，直接涂抹到实验部位。粉剂用少量的水制成糊状，利于涂抹。用 25mm×25mm 透气性好的辅料敷贴涂抹样品于皮肤部位，外层用纱布包裹，再用半封闭性包扎带固定辅料和纱布 4h 以上。实验结束后，依次取下包扎带、纱布及辅料，对接触部位进行标记，用温水清洗并擦干。

固体样品：研成粉末，可用水充分湿化以保证与皮肤接触良好。

（3）结果观察。去除敷贴后 1h、24h、48h 和 72h 记录各接触部位的情况，按表 2-5 和表 2-6 进行评价。若存在持久性损伤，有必要延长观察时间，以评价这种损伤的可逆性或不可逆性，延长期不超过 14d。

表 2-5 观察损伤情况及评分标准

反应	计分
无红斑	0
轻微红斑（勉强可见）	1
红斑清晰	2
中度红斑	3
重度红斑（紫红色）至焦痂形成	4

续表

反应	计分
无水肿	0
轻微水肿（勉强可见）	1
水肿清晰（肿起，不超过边缘）	2
中度水肿（肿起约 1mm）	3
重度水肿（肿起超过 1mm，超出接触区）	4
刺激最高分	8

表 2-6　皮肤刺激实验结果评价

反应类型	平均计分
极轻微	0～0.4
轻度	0.5～1.9
中度	2.0～4.9
重度	5.0～8.0

四、思考题

（1）生物相容性的定义是什么？什么是组织相容性和血液相容性？

（2）完成理化定性定量后，是否一定要进行生物学实验，为什么？

参 考 文 献

林钟石, 黄虹蓉, 臧德跃, 等. 2020. 普通大气热氧化处理后镍钛诺合金的生物安全性评价[J]. 中国医疗设备, 35(4): 27-32.

刘康博, 周静, 孟星, 等. 2020. 一种国产新型子宫填塞球囊导管的生物相容性研究[J]. 中国医疗设备, 35(5): 66-69+74.

陶浩, 李梅, 王线, 等. 2019. 蕲艾油急性毒性和刺激性实验研究[J]. 亚太传统医药, 15(7): 36-39.

王军. 2019. 医疗器械溶血检测实训理实一体化教学探讨[J]. 教育教学论坛, (45): 120-121.

谢松梅, 董芳芳, 李强, 等. 2019. 纳米银材料的毒性、刺激性及吸收分布研究[J]. 当代化工研究, (16): 24-26.

章晓云, 陈跃平, 宋世雷, 等. 2020. 丝素蛋白/壳聚糖复合支架有良好的细胞相容性与渗透性[J]. 中国组织工程研究, 24(16): 2544-2550.

周颖, 侯征, 薛小燕, 等. 2020. RNAⅢ抑制肽的急性毒性和全身主动过敏实验[J]. 中国药师, 23(3): 562-565.

Guan X Y, Fang Y, Long J, et al. 2019. Annexin 1-nuclear factor-B-micro RNA-26a regulatory pathway in the metastasis of non-small cell lung cancer[J]. Thoracic Cancer, 10(4): 665-675.

Gupta N, Agarwal P, Sachdev A, et al. 2019. Allergy testing-an overview[J]. Indian Pediatrics, 56 (3): 951-957.

第三章　综合性实验

实验 24　PCL/碳纳米管导电复合材料制备与热敷医疗器械研发

一、实验目的

（1）掌握采用熔融共混制备聚己内酯（PCL）/碳纳米管(CNTs)导电复合材料的方法。

（2）掌握高分子材料的拉伸强度、断裂伸长率和体积电阻率等性能测试方法。

（3）采用上述材料制备直流发热元器件，设计温度控制器，尝试制备热敷医疗器械样品。

二、实验原理

1. 熔融共混改性原理

熔融共混改性原理是将两种或两种以上的材料（其中至少一种是热塑性高分子材料）通过一定的设备或方法在熔融状态下进行混合，从而获得综合性能优异的高分子复合材料。熔融共混改性已成为高分子材料改性的极为重要的方法，其主要优点体现在以下几个方面。

（1）综合均衡各聚合物组分的性能，取长补短，消除各单一聚合物组分性能上的弱点，获得综合性能优异的高分子材料。

（2）使用少量的某一聚合物可以作为另一聚合物的改性剂，改性效果显著。

（3）通过共混可改善某些聚合物的加工性能。

（4）聚合物共混可满足某些特殊性能的需要，制备一系列具有导电、导热、高强度等特殊性能的高分子复合材料。

2. 填充型导电复合材料的导电原理

碳纳米管上碳原子的 p 电子形成大范围的离域 π 键，存在较强的共轭效应，从而具有优异的导电性能。将碳纳米管均匀分散在高分子基体材料中，当碳纳米管形成一个三维相互贯通的网络时，通过 π 键的共轭效应传递电子，赋予材料一定的导电性能。

3. 基于温度传感器和单片机的温度控制原理

温度控制器由单片机、温度传感器和 OLED 显示屏三部分组成。其中，OLED

显示屏实时显示发热元件的工作温度。温度传感器负责测量温度信息，并放大到电路中。单片机接收温度信息，将模拟信号通过 A/D 转换器变成相应的数字信号，经处理后显示温度并控制发热元件的加热功率。通过电路闭合或断开实现加热或停止加热的功能，通过电压在 0～1.5V 内变换实现控制温度为 0～150℃，从而实现发热元件的温度调节和控制。

三、实验内容

1. 实验设备

转矩流变仪，热压机，电子万能试验机，熔体流动指数测试仪，红外热成像仪。

2. 实验材料

PCL，碳纳米管，季戊四醇四硬脂酸酯（PETS），改性剂 TH-3，HM-528。

3. 性能测试方法

拉伸性能：试样放置 24h 后，利用冲片机制备标准拉伸样条，电子万能试验机按 GB/T 1040.3—2006 标准测试拉伸性能，拉伸速率为 500mm/min。

熔体流动速率：按 GB/T 3682.1-2018 标准执行，温度 190℃、载荷 5kg。

导电性能：按 GB/T 15662—1995《导电、防静电塑料体积电阻率测试方法》进行。

发热均匀性评价：采用 FLIRT540 红外热成像仪测试发热元件的温度分布图。

4. 实验步骤

1）PCL/碳纳米管复合材料制备

（1）材料配方。改变 CNTs-10 的用量，自行设计实验配方（表 3-1），采用天平准确称量配方所需组分。

表 3-1　PCL/CNTs-10 导电复合材料配方设计

材料	配比/%	称量质量/g
PCL 6800		
CNTs-10		
HM-528		
PETS		
TH-3		
小计		

（2）试样制备方法。首先，将转矩流变仪的温度设为 150℃，将热压机温度设为 160℃并进行加热。然后，当转矩流变仪的温度达到 150℃并稳定 10min 后，设定转速 50r/min，启动转矩流变仪，新建测试；先将 PCL 颗粒加入转矩流变仪中，加上压杆和砝码，混炼 3～5min 后待其完全熔融；然后将碳纳米管和其他组分采用塑料杯混合均匀，取下砝码，拉出压杆，用塑料勺逐步加入碳纳米管和其他组分，加完之后加上压杆和砝码，继续混炼 3～5min 后待扭矩基本保持不变后，停止测试，并保存文件，打开前板和中板，取出混炼好的材料。

采用热压机将共混物在 160℃热压制备 1mm 薄片：先将混炼好的材料放置在成型模具中（厚度 1mm），在模板上下采用聚四氟乙烯或聚酰亚胺膜进行隔离；置入热压机的加热板中间，预热时间 5min、热压时间 1min；然后戴上石棉隔热手套将其取出，置入热压机的冷却板中间进行冷却，冷却温度设定为 40℃，冷却 3～5min，待温度降低到40℃以下取出模具，分离模板，得到发热基片。

2）发热元件的制作

在上述热压形成的发热基片上设计并植入电极，采用双层热压法制备发热元件，具体方法如下：首先，将电极材料夹在两片柔性电发热基片中间；然后，外面包裹 2 层 PE 膜；最后，采用热封机进行逐条塑封。

发热元件的结构示意图见图 3-1 和图 3-2。其中，PE 膜起防水、绝缘作用；其电极形状采用条状嵌套设计，通过减小电极之间的距离降低发热所需的电压。

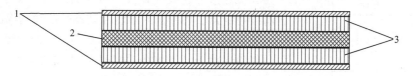

图 3-1　发热元件结构示意图

1—PE 塑封膜等；2—电极层；3—发热基片层

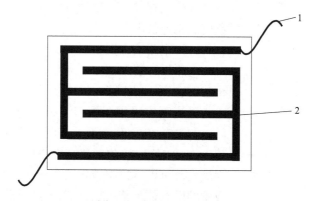

图 3-2　电极设计示意图

1—引线；2—铜箔电极

发热元件的样品见图 3-3。采用 2～5V 的直流电压进行供电，并采用红外热成像仪测试其发热性能。性能良好的发热元件通电发热后，其在红外热成像仪中观察到中间区域形成一个非常均匀的高温区（图3-4）。

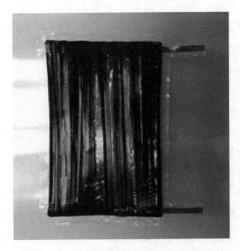

图3-3 双层热压电极发热元件

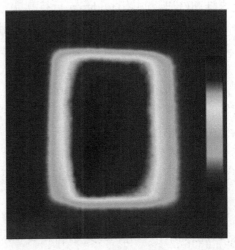

图3-4 红外热成像图

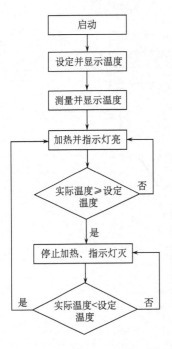

图 3-5 温度控制器原理结构图

3）温度控制器的设计

在完成上述发热元件制备的基础上，设计并开发温度控制器。图 3-5 为温度控制器的原理结构图。

当发热元件启动后，开始加热，这时温度传感器将测量发热元件温度并实时显示到 OLED 显示屏上。当实测温度小于设定值时继续加热，当实测温度大于或等于设定值后停止加热，当温度降低至设定值以下时又开始加热，从而实现发热元件的温度调控，实现温度的稳定输出。

（1）电路设计图。

电路设计图如图 3-6 所示，主要由单片机、温度传感器和显示屏组成。

温度测定采用美国美信公司的子公司 DALLAS研发的 DS18B20 传感器，其测量范围为$-55\sim125℃$，精度为$\pm0.5℃$。该传感器高度集成，无需借助其他外围器件就可以直接将数字信号传递给 CPU，降低设计成本的同时使得整个系统工作稳定可靠。更重要的是，其支持多点组网，这为未来监测热敷医疗器械的多点工作温度留下了设计空间。

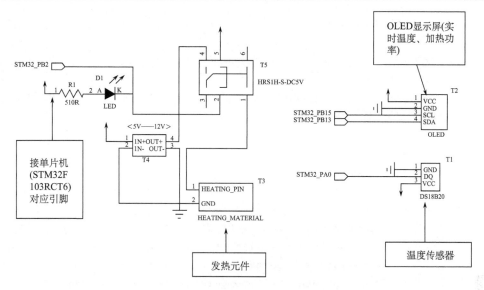

图 3-6　温度控制器电路设计图

考虑到温度控制器所需具备的准确性和即时性，选用意法半导体集团开发的
STM32F103RCT6 型号单片机。其程序都是模块化的，自带功能多，使得所需的外
围元器件少，接口相对简单。

（2）电路设计实现代码。

```
#include "delay.h"
#include "oled.h"
#include "ds18b20.h"
#include "stdio.h"

 int main(void)
 {
    unsigned char Tem[2];
    u8 t=0;                              //用于设置温度读取频率

    u16 temperature;                     //记录温度值

    DelayInit();                         //延时函数初始化
    I2C_Configuration();                 //OLED的I2C接口初始化
    OLED_Init();                         //OLED屏初始化

    while(DS18B20_Init())                //DS18B20初始化
    {
        OLED_ShowStr(0,2,"DS18B20 Error:",2);
```

```
        DelayMs(200);
    }

    OLED_CLS();                                        //清屏
    NVIC_PriorityGroupConfig(NVIC_PriorityGroup_2);    //设置中断优先
级分组为组2：2位抢占优先级，2位响应优先级

    while(1)
    {
        if(t%10==0)                                    //每100ms读取一次
        {
            temperature=DS18B20_Get_Temp();
            OLED_ShowStr(0,2,"Temperature:",2);
            temperature = temperature/10;
            if(temperature>42||temperature==42)
                GPIO_SetBits(GPIOB,GPIO_Pin_0);
            if(temperature<37)
                GPIO_ResetBits(GPIOB,GPIO_Pin_0);
            sprintf(Tem,"%d",temperature);
            OLED_ShowStr(100,2,Tem,2);
        }
        DelayMs(10);
        t++;
    }
}
```

4）温度控制器调控发热元件的调试

如图 3-7 所示，温度控制器采用 USB 连接笔记本作电源供电，此时加热启动，加热指示灯和电源灯均亮起，屏幕显示发热元件的初始温度 30℃。在 5s 时间内，发热元件升温至 36℃。当发热元件升温至 42℃时，达到了最高温度限制，此时温度控制器控制加热停止，加热指示灯熄灭。当发热元件降温至 37℃，此时温度控制器控制加热重新启动。加热指示灯亮起。

在整个测试过程中，可以看到温度控制器可以控制发热元件的升温，并通过断电实现降温，实现发热元件的发热稳定在原先设定的温度 37～42℃。

5）热敷医疗器械的研发

在完成发热元件制作和温度控制器设计的基础上，实验者根据自己的兴趣制备各种不同形状、不同温度范围的发热元件，并尝试开发眼罩、热敷腰带、热敷护膝和热敷护肩带等热敷医疗器械。

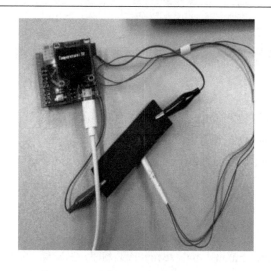

图 3-7　加热启动

四、注意事项

（1）导电材料制备过程中，转矩流变仪和热压机在高温下工作，注意佩戴手套，防止烫伤。

（2）转矩流变仪添加材料时，只能使用塑料勺加料，禁止使用金属勺或者金属棒捅料，若一不小心掉下去，会打断转子。

（3）热压机压制样品时，只能学生自己单独操作，严禁其他学生帮忙，因为容易导致误操作，压伤甚至压断手指。

（4）发热元件进行通电实验过程中，电流不能超过 0.4A，避免发热过快引发电路短路产生火灾等安全事故。

五、思考题

（1）碳纳米管复合导电材料的发热与金属材料发热丝有何异同？其优势何在？

（2）与市面上销售的石墨烯发热元件相比，本实验制备的发热元件优缺点各有哪些？

（3）本实验研制的发热元件，在其他领域有哪些应用前景？

参 考 文 献

吴培熙, 张留城. 2017. 聚合物共混改性[M]. 3 版. 北京: 中国轻工业出版社.

阳范文, 尹朝辉, 冼彩虹, 等. 2017. PCL/CNTs 复合材料的性能[J]. 工程塑料应用, 45(10): 40-45.

实验 25 牙模的 3D 扫描和光固化 3D 打印

一、实验目的

（1）掌握 3D 扫描仪和 DLP 光固化 3D 打印机的工作原理。

（2）掌握 3D 扫描仪扫描牙模的方法并进行 3D 建模。

（3）应用 DLP 光固化 3D 打印机制造精密牙模。

二、实验原理

1. 3D 扫描仪工作原理

3D 扫描仪(three-dimensional scanner)又称为 3D 数字化仪(three-dimensional digitizer)。它是当前使用的对实际物体 3D 建模的重要工具之一，能快速方便地将真实世界的立体彩色信息转换为计算机能直接处理的数字信号，为实物数字化提供了有效的方法，见图 3-8。

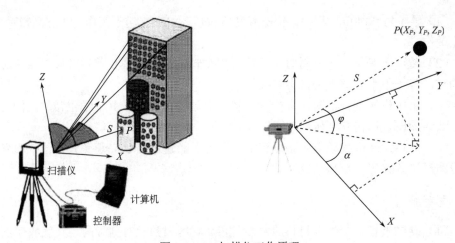

图 3-8 3D 扫描仪工作原理

3D 扫描仪与传统的平面扫描仪、摄像机、图形采集卡相比有很大不同：①扫描对象不是平面图案，而是立体的实物；②通过扫描可以获得物体表面每个采样点的三维空间坐标，彩色扫描还可以获得每个采样点的色彩，某些扫描设备甚至可以获得物体内部的结构数据，而摄像机只能拍摄物体的某一个侧面，且会丢失大量的深度信息；③输出的不是二维图像，而是包含物体表面每个采样点的三维空间坐标和色彩的数字模型文件。

2. DLP 光固化 3D 打印原理

同实验 13。

三、实验内容

1. 实验设备

3D 扫描仪，DLP 光固化 3D 打印机。

2. 实验材料

牙模用高精度 3D 打印光固化树脂。

3. 实验方法

1）3D 扫描仪操作方法

打开"EinScan-Pro_series_2.5.0.7"软件，选择"EinScan-Pro"点击"下一步"，选择"固定扫描"点击"下一步"，选择"转台扫描（有转台）" 点击"下一步"，选择"新建工程"，在"文件名称"中新命名并点击"保存"，选择"非纹理扫描"并点击"应用"。

在"当前状态：转台扫描模式"界面中，调整曝光强度，曝光强度越强，扫描越清晰，细节越好。修改扫描次数为 6～8 次，拼接模式中选择"特征拼接"。

将所需扫描的模型放在扫描台上，可用其他物品将其垫高，使其充分出现在扫描视野中，放置好模型后，点击界面右侧的"开始扫描"进行扫描。

扫描完毕后，点击"封闭模型"，生成".stl"格式的文件。

2）3D 建模方法

建模，将扫描所得的 3D 图像通过 HORI 软件进行切割处理，或者通过作图软件(如 3D MAX)制作所需口腔模型，保存为".stl"格式的文件。

打开"TrenEasy LP1.0"软件，加载所制作的口腔模型，进行数据编辑，如调整打印位置、比例缩小、贴合底板和添加支撑，完成修改后点击"生成切片文件"。

3）DLP 光固化 3D 打印机操作方法

打开 DLP 光固化 3D 打印机开关，开关位于机身右侧下方。点击"打开文件"。在"打印预览"界面中选择所制作的"口腔模型"，选择文件，点击"OK"。设置打印参数，点击"开始"进行打印。

4. 实验步骤

1）3D 扫描仪扫描模型

（1）打开软件，选择"固定扫描""转台扫描""新建工程""非纹理扫描"" 应用",输入扫描次数为 16 次,调整适当的曝光强度,将模型(图 3-9)放在扫描平台上,使模型出现在扫面视野的正中间(图 3-10),新建文件,点击"启动"。

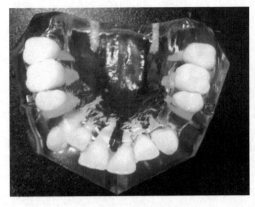
　　图 3-9　牙齿模型

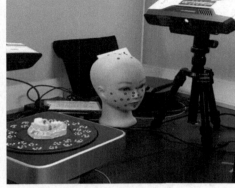
　　图 3-10　3D 扫描仪

（2）先进行模型校准,校准后进行扫描,待扫描结束后,点击"确定"键,点击"封闭模型",选择"中细节",应用并保存。

（3）打开 HORI3D 软件对扫描后的模型进行切割,先加载模型,将模型 y 方向旋转–30°,并依情况选择 x、y、z 方向进行切割,直至切割成一个完好不含多余形状的模型,点击保存。

（4）打开 Treneasy 软件,加载模型,x 方向旋转–90°,缩小至原来的 0.4～0.8 倍(不能超过底板的尺寸),点击贴合底板,再添加底板并生成可打印文件,此时图像就可直接打印了。

2）DLP 光固化 3D 打印

（1）添加光敏树脂材料,放入金属凹槽中,按照所需打印的物件大小适当调整光敏树脂的量,一般倒入 2/3 即可。需要注意的是:光敏树脂属于有机材料,易溶于乙醇,金属凹槽使用时要保证没有乙醇和水的残留。

（2）打开 DLP 光固化 3D 打印机开关,点击"打开文件",将所需打印的文件打开。

（3）打开文件后,根据所加入的光敏树脂材料,调整打印参数。首先调整"首层参数",包括"首层曝光时间"和"首层光照强度"。曝光时间一般为 100～120ms,光照强度一般为 2～4。

（4）打印完毕取下打印板,并及时关闭挡光门,防止光敏树脂材料在自然光照下发生交联反应。

（5）取下打印板上的模型,粘连处如果不容易取下,可适当喷上少量乙醇溶液,静置 1min,再取下模型。

（6）取下模型后,放入紫外线后处理仪器中进行后处理使表面更加富有光泽、平滑,需注意的是:将模型放入水槽后先关闭防光玻璃,再调整仪器的曝光时间,目的是防止紫外线照射对皮肤和眼睛造成危害。

（7）实验结束后，将废液倒入专门的废液桶中，用乙醇溶液清洗金属凹槽和打印板，乙醇溶液浸泡3min后，清洗，并用纸巾清干仪器。

四、注意事项

（1）3D扫描仪在使用前需要对设备进行校准，即标定。

（2）由于扫描仪采集的是物体表面的数据，因此在扫描前需要确定物体的表面是否需要处理，如喷涂白色显像剂。

（3）模型切片前检查模型是否有问题，可以使用修复模型软件检查并修改。

（4）光敏树脂使用前轻微地左右摇晃均匀。

（5）打印完成后及时清理光敏树脂，以防光敏树脂遇光发生固化。

五、思考题

（1）DLP光固化3D打印与熔融沉积成型3D打印是物理过程还是化学过程？

（2）DLP光固化3D打印有何特点和优势？

（3）举例说明DLP光固化3D打印在生物医学领域有哪些应用，未来发展趋势如何？

参 考 文 献

方浩博, 陈继民. 2015. 基于数字光处理技术的 3D 打印技术[J]. 北京工业大学学报, 41(12): 1775-1782.

潘小波. 2020. 传统及数字化口腔种植导板的制作及临床应用研究进展[J]. 中国临床新医学, 13(4): 337-340.

齐俊梅, 姚雪丽, 陈辉辉, 等. 2019. 3D 打印聚合物材料的研究进展[J]. 热固性树脂, 34(2): 60-63.

附录：光敏树脂及其分类

光敏树脂：3D打印光敏树脂即光固化树脂，其作用机制是光引发剂在吸收适当能量的光后，形成某一激发态，若该激发态的能量大于键断裂所需要的能量，即可生成初级活性物质自由基或阳离子，活化单体和低聚物，从而发生交联反应生成高分子固化物。

光敏树脂根据引发剂引发原理，可将其分为3类：自由基光敏树脂、阳离子光敏树脂和混杂型光敏树脂。

自由基光敏树脂：光引发剂受到光激发产生自由基，引发活性单体与预聚物交联聚合。用于自由基光固化的低聚物主要是各类丙烯酸树脂，其中最常见的是环氧丙烯酸树脂、聚氨酯丙烯酸树脂，均含不饱和双键。自由基光敏树脂的优点有成本低、固化速度快、韧性好、黏度低等。但自由基固化时表面有氧阻聚、收缩率大、打印产品翘曲变形严重、反应固化速率较低、精度低需二次固化的缺点。

阳离子光敏树脂：阳离子体系的预聚体主要是以环氧化合物和乙烯基醚为主，在阳离子光引发剂的作用下，发生开环聚合反应。而引发剂激发所产生的强质子酸可催化加速聚合，使树脂发生固化。阳离子光敏树脂的优势在于固化体积收缩率小、反应程度高、成型后无需二次固化、不受氧的阻聚作用。故利用阳离子光敏树脂制造的产品尺寸稳定、力学性能优异、精度高。但该型树脂固化反应速率低、黏度高。其中乙烯基醚类临界曝光量高、固化速度慢；环氧类的固化物脆性大。

自由基/阳离子混杂型光敏树脂：混杂型体系(丙烯酸酯-环氧树脂混杂体系)混合了上述两种固化原理，由阳离子引发剂和自由基引发剂共同发挥作用。混杂型光敏树脂主要由丙烯酸酯、乙烯基醚类和环氧树脂等预聚体组成，被称为自由基-阳离子混杂光固化树脂体系。丙烯酸酯光固化诱导期短、韧性好、交联密度低，但固化收缩率大、附着力较差；而阳离子光固化诱导期较长、活性中间体寿命长、开环聚合体积收缩率小、附着力好。这两种材料的特性使得自由基-阳离子混杂光固化树脂体系在光引发、体积变化互补及性能调节方面相互协调，具有成本低、收缩率小、固化结果好的特性。

实验 26　金属气道支架覆膜载药及药物释放行为研究

一、实验目的

（1）掌握熔融共混方法制备载药膜的要求和基本方法。
（2）掌握采用热压法在金属气道支架表面包覆载药膜的操作方法和操作技巧。
（3）了解液相色谱测试药物释放的操作方法和药物释放动力学研究与分析方法。
（4）熟悉影响药物释放速度的因素和调控方法。

二、实验原理

1. 高分子材料与金属材料的黏结原理

高分子材料与金属之间的黏结可从界面张力、表面自由能、官能团性质、界面间反应等方面产生黏结力，涉及原理如下。

1）吸附理论

吸附理论认为：黏结力的主要来源是黏结体系的分子作用力，即范德瓦耳斯力和氢键。

2）化学键理论

化学键理论认为胶黏剂与被黏物分子之间除相互作用力外，有时还有化学键产生。化学键的强度比范德瓦耳斯作用力高得多，化学键形成不仅可以提高黏附强度，还可以克服脱附破坏胶接接头的弊病。

3）弱界面层理论

当液体胶黏剂不能很好地浸润被黏体表面导致空气泡留在空隙，或者胶黏物质中含杂质能溶于熔融态胶黏剂而不溶于固化后的胶黏剂时，会在固化后的胶黏剂中形成另一相，在被黏体与胶黏剂整体间产生弱界面层（WBL）。WBL 的应力松弛和裂纹的发展都与基体不同，因而极大地影响材料和制品的整体性能。

2. 药物控制释放机理

在药物缓释系统中，通过特制的薄膜、胶囊或其他方式，使药物以可控制的速度释放并被人体吸收，在血液中维持较为恒定的血药浓度，取得较好的治疗效果，通过改变材料的种类、制备不同厚度的薄膜，可以有效地控制药物释放速度，理想的控制释放是零级释放。可分为扩散机理、化学反应机理和溶剂活化体系等三大类。

扩散控制药物释放体系可分为储藏型和基质型两种。前者是将药物包埋在聚合物载体中，然后从聚合物体系中扩散释放到环境中。该类控制释放体系通常是将高分子材料制成平面、球形、圆筒等载体形式，药物包埋在其中，且随时间变化呈恒速释放。在基质型释放体系中，药物是以溶解或分散的形式与聚合物载体结合在一起的。对于以非生物降解型高分子材料作为载体的药物控制释放体系，药物在体系中的溶解性是其释放速度的控制因子。对于可生物降解型高分子材料，药物的释放速度既受药物在体系中溶解性的控制，也受到高分子载体降解速度的控制。如果降解速度远低于扩散速度，扩散成为药物释放的控制因素；反之，如果药物在载体中难以移动，则降解成为药物释放的控制因素。

化学控制药物释放体系可分为两种药物体系，即混合药膜可生物降解体系和可生物降解大分子药物体系。在混合药膜可生物降解体系中，药物分散在可生物降解高分子材料中，药物在高分子载体中难以扩散，只有在外层高分子降解后药物才能从载体中释放出来。在可生物降解大分子药物体系中，药物与高分子载体或药物分子之间是以化学键的形式相连，药物的释放必须通过水解或酶解来进行。

溶剂活化控制药物释放体系，聚合物作为药物控制释放载体，是通过渗透和溶胀机理来控制药物以一定的速度释放。前者是运用半透膜的渗透原理，药物释放的速度与药物的溶解度有关，而与药物的其他性质无关；后者是通过聚合物的溶胀来控制药物的释放速度，药物通常被溶解或分散在聚合物载体中，开始时药物并不扩散，而当溶剂渗透到聚合物后，聚合物开始溶胀，高分子链松弛，药物才从聚合物载体中扩散出去。

3. 支架的覆膜载药技术

1）浸涂法

将支架浸入载体溶液中，采用易挥发的溶剂，均匀浸泡并超声后取出支架，载体材料中的溶剂挥发，形成一层载体材料膜包裹支架表层。该方法简单易行，无需机器设备即可完成，但只能制备单层覆膜支架且存在人工操作误差及对载体材料有一定限制。

2）喷涂法

将载体材料溶解于一定挥发性溶剂中，以喷涂的机器在支架表层进行喷涂操作，形成一层载体材料膜包裹支架。该方法具体操作上又可分为超声喷涂法和静电喷涂法等，原理不同但均可达到雾化溶液进行喷涂的相同效果。喷涂法较浸涂法，不仅能控制载体膜厚度，也能制备不同材料的多层覆膜支架，但对机器控制精度要求较高，投入成本较大。

3）热压法

将载体材料与药物等在溶剂或熔融状态下均匀混合后，再将混合材料压制成薄膜，将制备的膜再与支架在加热加压下黏合，紧密包裹支架，形成覆膜状态。该方法目前只在文献中提及，未涉及产业化生产，但该方法不仅易控制膜厚度，且所需仪器设备简单，制备效率高，可制备不同材料的多层覆膜支架。

4）超声波焊接法

常用于塑料间或塑料与金属间的焊接黏合。前半部分同热压法，将空白载体材料和混合载药材料热压制备薄膜后，利用超声波高频震动摩擦瞬间产生局部高温而使膜熔融黏合，包裹支架。该方法尚在探索阶段，所需仪器设备需定制，制备效率理论上更高且可制备不同材料的多层覆膜支架。

三、实验内容

1. 实验设备

转矩流变仪，热压机，冲片机，电子万能试验机，熔体流动指数测试仪，扫描电子显微镜（SEM），高效液相色谱仪。

2. 实验材料

聚己内酯（PCL），地塞米松（DXMS）和替硝唑，改性剂：PEG-200、HM-530、HM-531、HM-828。

3. 性能测试方法

拉伸性能：试样放置 24h 后，利用冲片机制备标准拉伸样条，用电子万能试验机按 GB/T 1040.3—2006 标准测试拉伸性能，拉伸速率为 500mm/min。

4. 实验步骤

1）载药材料的熔融共混

改变改性剂的种类和添加量，由学生设计实验配方，制备添加剂不同的载药膜材料，见表 3-2。

表 3-2　载药材料的配方设计

材料	配比/%	称量质量/g
PCL		
DXMS 或替硝唑		
改性剂 1		
改性剂 2		
小计		

（1）将转矩流变仪的温度设定为 80℃并稳定 10min 后，设定转速 50r/min，启动转矩流变仪，新建测试。

（2）先将 PCL 颗粒加入转矩流变仪中，加上压杆和砝码，混炼 3～5min 后待其完全熔融，取下砝码，拉出压杆。

（3）将 DXMS 和改性剂采用塑料杯混合均匀逐步加入料筒中，加完后加上压杆和砝码，继续混炼 1～2min 后，停止测试，并保存文件。

（4）戴上手套，将转矩流变仪的螺丝拧松，用干净的铲刀把材料从料腔中取出，并放置在干净的薄膜上冷却备用。

2）载药膜的制备

（1）将热压机温度设定为 80℃并稳定 10min。

（2）将混炼好的材料放置在模具中，在模板上下采用聚四氟乙烯或聚酰亚胺膜进行隔离。

（3）戴上隔热手套，将模具送入热压机的加热板中间，预热 5min 后启动上升按钮，热压时间为 1min。

（4）启动下降按钮，戴上隔热手套将模具从热压机中取出，置入热压机的冷却板中间进行冷却，冷却温度设定为 40℃，冷却 3～5min，待温度降低到 40℃以下取出模具，分离模板，得到载药膜。

3）药物释放速度测试

（1）标准曲线的建立。

精确称取地塞米松 2.5mg 于烧杯中，以甲醇溶解，用 25mL 容量瓶定容，得到浓度为 100 g/mL 的地塞米松-甲醇溶液，作为母液。再分别以甲醇稀释至浓度为 0.1g/mL、0.5g/mL、1g/mL、5g/mL 和 20g/mL 的一系列溶液，作为标准溶液。将标准溶液与母液采用高效液相色谱测试其特征峰面积，以峰面积 A 对其浓度 c 进行回归曲线绘制，得回归方程式。

（2）样品测试。

将上述制备的载药膜裁剪出 1cm×1cm 的方形小片。根据改性剂不同占比，取空白对照样五组、地塞米松载药五组、替硝唑载药五组，每组剪三片试样，放置于 37℃ 的摇床中按 6h、12h、24h、36h 和 48h 时间取样。

将所有方形小片称量并记录质量后放置于 10mL 带盖的离心管中，加入 5mL 磷酸盐缓冲溶液（PBS pH 7.4）模拟体内液体环境。将该离心管放置于恒温振摇池中，以 37℃恒温、70r/min 转速的条件持续振摇。经过一定时间后，将离心管取出，并取出其中的方形小片，吸取表面残留溶液，放置于新鲜 5mL PBS 溶液中，再放回振摇池继续释放。而取出的释放液中地塞米松的浓度采用高效液相色谱法测定其特征吸收峰面积或者高度，将其与标准曲线吸收峰进行比对，测得药物含量，从而计算药物释放速度。

4）药物分布的微观结构分析

采用 SEM 观察药物在载药膜中的微观结构分布。将载药膜分为"释放前"、"释放后"两组进行 SEM 观察。将未进行药物释放的载药膜裁剪适当大小粘于导电胶上，作为"释放前"组；将完成药物释放的载药膜裁剪适当大小粘于导电胶上，作为"释放后"组。对两组材料进行减压喷金处理，在放大 500 倍的情况下对载药膜释放前后的表面形态进行观察，对比药物在 PCL 基体中的分布和分散情况。

5）覆膜载药气道支架的制备

（1）实验用品。

实验材料和试剂见表 3-3，仪器和设备见表 3-4。

表 3-3 材料和试剂

名称	级别
自膨胀镍钛金属气道支架	Φ12mm，L=50mm
PCL 医用级	食品级
二氯甲烷	分析级

表 3-4 仪器和设备

名称	型号
磁力搅拌器	98-2 型
加热恒温平台	QB-2000 型

（2）支架覆膜载药制备工艺。

将上述制备的载药膜分别裁剪为合适尺寸后包裹在支架表面，外面包覆聚四氟乙烯薄膜，用胶带固定，在 70℃加热平台上滚动热压 3min 左右，使载药膜与金属支架黏合在一起，即制得载药覆膜支架。

四、注意事项

（1）载药膜共混合压膜制备过程中，转矩流变仪和热压机在高温下工作，注意佩戴手套，防止烫伤。

（2）转矩流变仪添加材料时，只能使用塑料勺加料，禁止使用金属勺或者金属棒捅料，若一不小心掉下去，会打断转子。

（3）热压机压制样品时，只能学生自己单独操作，严禁其他学生帮忙，因为这样会导致误操作，压伤甚至压断手指。

（4）涉及药物的实验操作过程，必须佩戴乳胶手套，严禁用手指或身体其他部位与药物接触，避免皮肤接触药物导致过敏或其他反应。

（5）实验完成后，对实验现象进行总结和分析，讨论实现药物控制释放的途径。

五、思考题

（1）改性剂对药物释放速度影响有何差异？其原因是什么？

（2）针对不同的临床给药要求，可通过改变哪些因素实现药物释放速度的调控？

（3）查阅文献，讨论心血管、抗肿瘤药物装载在支架上制备载药支架的优点与缺点。

参 考 文 献

吴轶雄, 杜秀金, 郑桂林, 等. 2015. 半覆膜气道支架治疗气道狭窄的临床应用[J]. 福建医药杂志, 37(2):125-126.

阳范文, 李时悦, 王晨光, 等. 2018. 一种多层覆膜气道支架: CN 209595971U[P].

阳范文, 徐蒙蒙, 梁毓, 等. 2018. 一种新型载药气道支架及其制备方法：CN 109259908A[P].

附录：安捷伦 1290 型超高效液相色谱仪操作方法

1. 开机

开机前，检查流动相（乙腈、甲醇、水等）存量是否足够本次实验使用。打开计算机，进入 Windows XP 界面。

2. 新建项目

桌面找到"控制面板"，双击打开，点击界面左下角"项目"进入项目界面。在项目界面的左上角打开"创建"，新建项目并命名，系统将默认在该项目中生成"方法"、"序列"、"结果"、"序列模板"、"报告模板"文件夹，保存在 E:\CDSProjects，见图 3-11。

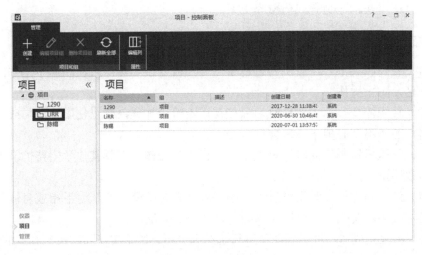

图 3-11   新建实验项目

3. 切换项目

工作站需要在项目中运行，将工作站切换至本次实验的项目进行运行，否则工作站将会默认使用前一次打开的项目进行运行，本次实验的采集方法、实验数据等信息也保存到该项目中，较为混乱。在界面左下角选择"仪器"进入仪器界面，见图 3-12。在仪器界面中的项目选项下拉列表中切换为本次实验项目名称，点击"确定"，见图 3-13。

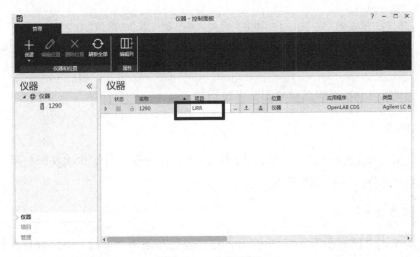

图 3-12   仪器界面

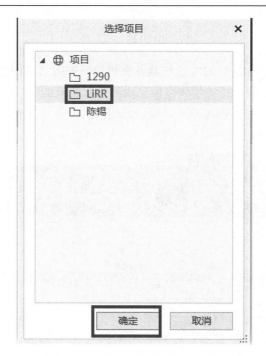

图 3-13 选择并进入本次实验项目

4. 创建项目快捷方式

返回界面左下角"项目",鼠标单击本次实验的项目名称,然后在界面上方菜单中找到"创建桌面快捷方式",该项目则可以在桌面上打开,所有关于该项目的信息均保存在其中。该项目的桌面快捷方式默认以项目名称命名,见图 3-14。

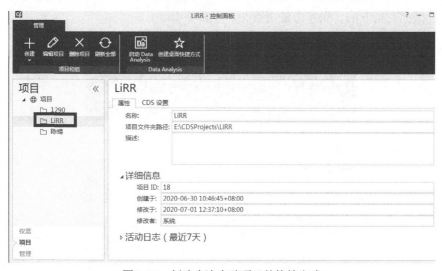

图 3-14 创建本次实验项目的快捷方式

5. 打开工作站

将 Agilent 1290 Infinity HPLC 仪器各模块电源按钮（共四个：进样、四元泵、柱温箱、检测器）打开，待各模块自检完成后，双击桌面"1290 联机"图标，工作站自动与 Agilent 1290 Infinity HPLC 仪器通信，此时工作站在前一步骤中切换的项目中运行，见图 3-15。

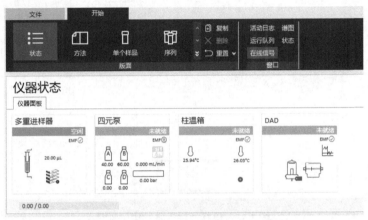

图 3-15　打开工作站联机后的仪器状态

6. 建立采集方法

点击界面中的"方法"，根据实验要求，分别设置四元泵、多重进样器、柱温箱、DAD（监测器）的各项参数。点击保存按钮，命名，系统默认保存在该项目的 Methods 文件夹中。界面中的 ⊞ ⬆ 💾 💾 按钮从左到右分别是：新建采集方法、打开采集方法、保存采集方法、采集方法另存为，见图 3-16。

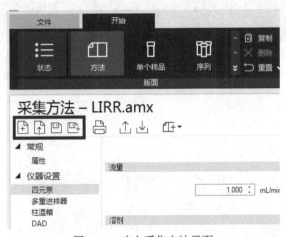

图 3-16　建立采集方法界面

7. 打开采集方法

点击"打开采集方法"按钮，在文件夹中选择将要进行实验的采集方法，点击"打开"按钮。

8. 单个样品进样

在进样盒中事先装入处理好的样品，然后点击"单个样品"，在界面中，在"样品名称"和"结果名称"中输入相应信息，在"样品瓶"一栏输入样品瓶的位置（位置输入模板：P1-A1，其中 P1 表示盒子位置，A1 表示瓶子在盒子中的位置），最后点击界面右下角"运行"，仪器将自动进样进行分析。测试结果默认保存在该项目的 Results 文件夹中，见图 3-17。

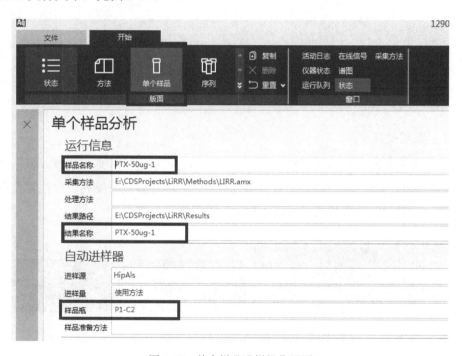

图 3-17　单个样品进样操作界面

9. 序列样品进样

在进样盒中事先装入处理好的样品，然后点击"序列"，在界面中，根据样品数量在序列中依次增加样品瓶，在样品瓶列中，双击"样品瓶 1"进行样品瓶位置的修改，样品瓶位置输入如上一步骤所示。在各个样品行中，均需选择采集方法、输入样品名称和数据文件。最后，点击"运行"，仪器将自动进样进行分析。测试结果默认保存在该项目的 Results 文件夹中，见图 3-18。界面中的 🖫🖳🖾　分别是：

在最下方进样盒中新增一个样品瓶、在下方倒数第二个进样盒中新增一个样品瓶、删除样品瓶。

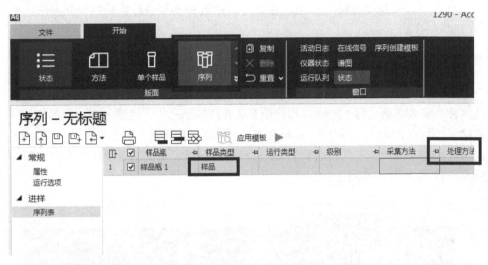

图 3-18　序列样品进样操作界面

10. 数据处理

在桌面双击打开测试项目的快捷方式，界面首页显示序列测试结果文件，若需单个进样则单击项目名称即可，双击项目名称返回序列测试结果列表。在界面右边双击进入将要进行处理的数据，进入数据处理界面，见图 3-19。

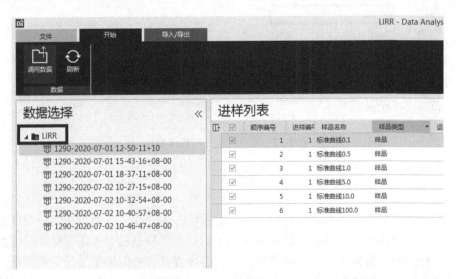

图 3-19　数据处理界面

11. 建立数据处理方法

在数据处理界面中，单击"新建方法"，进入新建处理方法界面，根据需要选择一种数据方法（一般选择定量 GC/LCD 定量），点击"创建方法"，进入方法编辑界面。鼠标右键点击该数据文件夹，选择将该方法与数据进行关联即可，见图 3-20。

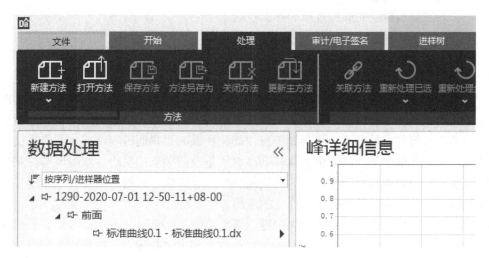

图 3-20　建立数据处理方法操作界面

12. 记录结果

点击需要分析的样品，界面右边显示识别的峰及其面积，在峰详细信息界面，可以左右翻动找到需要的特征峰，记录峰面积，见图 3-21。

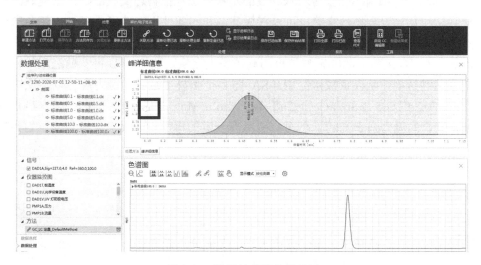

图 3-21　数据处理及结果显示

实验 27　海藻酸钠水凝胶的制备及其载药行为的研究

一、实验目的

（1）掌握水凝胶的概念及其制备原理。

（2）理解水凝胶的载药方法和释药机制。

（3）了解水凝胶在生物医药领域的应用。

二、实验原理

水凝胶（hydrogel）是一类极为亲水的三维网络结构凝胶，它能在水中迅速溶胀并在此溶胀状态可以保持大量体积的水而不溶解。由于存在交联网络结构，水凝胶可以溶胀和保有大量的水。水凝胶一般由均聚物或共聚物通过物理或化学作用交联而成，因此在水中不溶解。由于其具有高含水量及较柔软的质地，水凝胶与生物组织有良好的相似性与相容性，作为药物载体可通过口服、直肠、眼部及皮下等多种途径给药，在生物医学领域有着广泛的应用。

天然类水凝胶的原料主要有壳聚糖、海藻酸钠（sodium alginate, SA）、纤维素和淀粉等，这些天然多糖具有较好的生物相容性和生物降解性，在药物控制释放领域独具优势。SA 大多从藻类中提取，由 β-D-甘露糖醛酸和 α-L-古罗糖醛酸按照 1,4-糖苷键连接而成（图 3-22）。SA 的水溶液黏稠度较高，被广泛应用于增稠剂和稳定剂等。SA 结构中含有大量的羧酸根阴离子（—COO⁻），在水溶液中可表现出聚阴离子的行为，在酸性条件下—COO⁻转变成—COOH，电离度降低，亲水性降低，分子链收缩；在碱性条件下—COOH 解离为—COO⁻，其亲水性增加，分子链伸展，因此 SA 具有明显的 pH 敏感性。SA 水凝胶的制备方法包括物理交联法、化学交联法、酶交联法和互穿聚合物网络等，可以在极其温和的条件下快速形成凝胶，避免敏感性药物、蛋白质、细胞和酶等活性物质的失活。当有 Ca^{2+}、Sr^{2+} 等二价阳离子存在时，α-L-古罗糖醛酸上的 Na^+ 与二价阳离子发生交换，致使 α-L-古罗糖醛酸堆积形成交联网络结构，从而形成水凝胶。SA 与多价阳离子结合的能力遵循以下次序：$Pb^{2+}>Cu^{2+}>Cd^{2+}>Ba^{2+}>Sr^{2+}>Ca^{2+}>Co^{2+}>Ni^{2+}>Zn^{2+}>Mn^{2+}$。虽然 Pb^{2+} 和 Cu^{2+} 与 α-L-古罗糖醛酸螯合的能力强于 Ca^{2+}，但是二者具有一定的毒性，因此 SA 水凝胶作为药物载体时通常用 Ca^{2+} 作为物理交联剂。

三、实验内容

1. 实验设备

磁力搅拌器，振摇床，电子分析天平，荧光分光光度计，小型玻璃仪器。

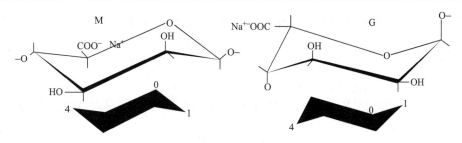

图 3-22　SA 结构示意图

M 代表 β-D-甘露糖醛酸；G 代表 α-L-古罗糖醛酸

2. 实验材料

海藻酸钠（SA），氯化钙（CaCl$_2$），绿色荧光蛋白（GFP），去离子水，不同 pH 的 PBS 缓冲液。

3. 实验步骤

（1）准确称取 0.25g SA，加入 10mL 去离子水溶解，配成质量分数为 2.5%的溶液；同时称取 0.4g CaCl$_2$ 溶解在 10mL 去离子水中，配成质量分数为 4%的溶液。

（2）将 CaCl$_2$ 溶液逐滴加入 SA 溶液中，静置 10min 左右，观察凝胶成型情况。

（3）将制备好的 SA 水凝胶先放入 pH=1.2 的酸性缓冲液中约 30min，观察其变化情况。然后将其取出，擦净表面溶液后放入 pH=13.0 的碱性缓冲液中约 30min，观察变化情况，从而考察该水凝胶的 pH 敏感性。

（4）将制备好的 SA 水凝胶放入烘箱，在 50℃下烘干（连续两次称量的质量差不超过 0.3mg）。然后将该水凝胶放入含有 GFP 的 PBS 缓冲液（pH=7.4）中，在特定时间点取出称量，当水凝胶的质量不再变化时可认为载蛋白完全。

（5）通过荧光光谱法考察水凝胶载蛋白后的体外释放行为。首先建立 GFP 的标准曲线，然后模拟药物在人体消化系统的输送过程，将载有 GFP 的水凝胶先放入装有 5mL pH=1.2 的 PBS 中 4h，再放入装有 5mL pH=7.4 的 PBS 中 4h，期间每隔 1h 将缓冲液全部取出并重新添加相应的缓冲液。最后将每次取出的缓冲液用荧光分光光度计测定 GFP 的荧光强度，从而计算 GFP 的含量。按照如下公式计算 GFP 的累计释放量：

$$Q = c_n v_t + v_s \sum c_{n-1}$$

式中，Q 为累计释放量；c_n 为 GFP 在时间 t 的浓度；c_{n-1} 为第二个取样点 GFP 的浓度；v_t 为溶出介质的体积；v_s 为测定时溶液的体积。

四、注意事项

（1）SA 的溶解过程中可适当加热或超声以加速溶解。

（2）将 CaCl$_2$ 溶液滴加到 SA 溶液的过程中要注意逐滴缓慢滴加并搅拌均匀，以保证凝胶成型良好。

（3）GFP 的荧光易猝灭，因此在实验过程中应注意避光。

五、思考题

（1）水凝胶的结构和性能可以用哪些方法进行表征？

（2）SA 水凝胶的各种制备方法分别有哪些优缺点？如何提高该水凝胶的强度？

参 考 文 献

高春梅, 柳明珠, 吕少瑜, 等. 2013. 海藻酸钠水凝胶的制备及其在药物释放中的应用[J]. 化学进展, 25(6): 1012-1022.

郑学芳, 刘纯, 廉琪, 等. 2010. 壳聚糖/海藻酸钠水凝胶的制备及其在药物控释中的应用[J]. 河北科技师范学院学报, 24(1): 8-11.

Giri T K, Thakur D, Alexander A, et al. 2012. Alginate based hydrogel as a potential biopolymeric carrier for drug delivery and cell delivery systems: present status and applications[J]. Current Drug Delivery, 9(6): 539-555.

Jain D, Bar-Shalom D. 2014. Alginate drug delivery systems: application in context of pharmaceutical and biomedical research[J]. Drug Development and Industrial Pharmacy, 40(12): 1576-1584.

Momoh F U, Boateng J S, Richardson S C W, et al. 2015. Development and functional characterization of alginate dressing as potential protein delivery system for wound healing[J]. International Journal of Biological Macromolecules, 81: 137-150.

实验 28　聚阳离子纳米载体材料的合成及其自组装性能研究

一、实验目的

（1）掌握聚阳离子纳米载体材料构建的基本原理和方法。

（2）掌握纳米载体材料的常用表征方法。

（3）熟悉自组装的原理和方法。

（4）了解主客体化合物的基本性质。

二、实验原理

　　恶性肿瘤是危害人类健康的重大疾病之一，其死亡率高，生存期短，常见的治疗方法包括外科手术、放射治疗、化学治疗和基因治疗。纳米载体技术的发展革新了现代医学的诊断和治疗，为肿瘤治疗提供了高新技术方法。利用不同纳米材料并合理选择制备方法可以获得具有各种尺寸、形状和表面性质的载体，通过考察相关性质对纳米制剂生物学效应的影响，可以得到针对不同种类细胞进行递送的纳米载体系统。进一步筛选合适的分子作用靶点，能够利用特定的纳米制剂调控相应的功能，最终实现对肿瘤的治疗。

纳米载体可以通过主动或者被动靶向作用增加肿瘤细胞内药物浓度，同时产生增强渗透与阻滞（enhanced permeability and retention，EPR）效应，使其富集在肿瘤周围。作为功能性纳米载体的一种，刺激响应型聚合物在药物控制释放、基因载体及纳米反应器等诸多领域有着广阔的应用前景。该类聚合物能够通过自组装的方式形成胶束、囊泡等形态各异的聚集体，在受到外界刺激时会产生特异性响应，从而引起聚合物结构和性能的变化。聚阳离子纳米材料能够通过静电作用负载 DNA 等负电性治疗剂，同时可以实现对药物的包封和可控释放，是一类理想的肿瘤治疗纳米载体系统。

环糊精是由葡萄糖单元经 1，4-糖苷键相连形成的环状低聚物，根据单糖个数的不同（6、7、8 个）分别命名为 α-、β-、γ-环糊精（图 3-23）。环糊精本身具有两亲性结构，内腔疏水，外侧亲水，这使得其能在水中溶解，毒性很低且无免疫原性。作为主体分子，环糊精能够与多种小分子客体通过超分子作用力进行组装，从而引入不同的功能。最为典型的是，β-环糊精（CD）与金刚烷（AD）能够通过主客体作用形成类似"锁钥"关系的分子间专一性结合。因此，借助环糊精和金刚烷的主客体自组装构建聚阳离子材料不会涉及复杂的化学反应，易于实现材料的功能化修饰，通过后期组装制备具有纳米尺度的载体，具有广泛的应用前景。

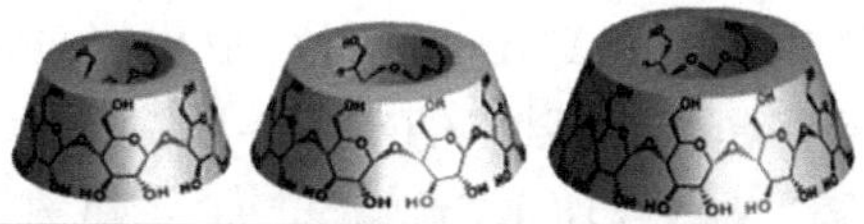

	α-环糊精	β-环糊精	γ-环糊精
单糖个数	6	7	8
空腔尺寸/nm	0.47	0.60	0.75
环面高度/nm	0.79	0.79	0.79

图 3-23　不同种类环糊精的结构及相关性质

本实验通过模板-模块的形式将功能性客体分子组装到低相对分子质量的阳离子载体体系中，即以氨基修饰的环糊精作为模板分子（主体）有效负载 DNA，同时将功能化的金刚烷衍生物作为模块（客体）可以介导特定的功能，二者自组装得到聚阳离子纳米载体材料（图 3-24）。进一步借助实验室现有的仪器设备和条件，通过红外光谱、扫描电子显微镜、凝胶电泳仪等探究载体材料的结构正确性和功能有效性，以期用于基因和药物的有效负载，最终实现治疗的目的。

三、实验内容

1. 实验设备

磁力搅拌器，涡旋振荡器，水浴锅，pH 计，冷冻干燥机，红外光谱仪，扫描电子显微镜，凝胶电泳仪。

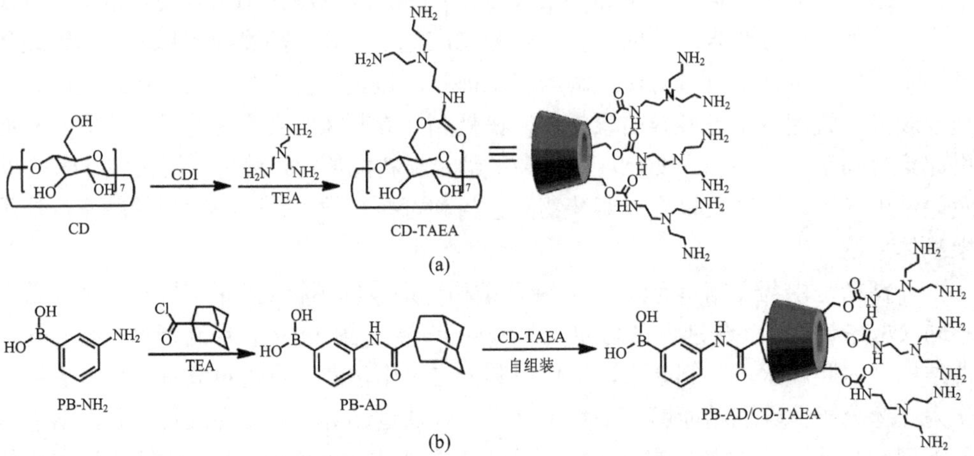

图 3-24　聚阳离子纳米载体材料的制备路线示意图

2. 实验材料

N,N-二甲基甲酰胺（DMF），二甲亚砜（DMSO），三乙胺，3-氨基苯硼酸（PB-NH$_2$），N,N'-羰基二咪唑（CDI），β-环糊精（CD），1-金刚烷酰氯（ADC），三（2-氨基乙基）胺（TAEA），KBr（光谱纯），氢氧化钠，盐酸，琼脂糖，编码荧光素酶的质粒 pGL-3，GelRed^{TM} 染料，TE 缓冲溶液，电泳（TAE）缓冲溶液。

3. 实验步骤

1）β-环糊精-三（2-氨基乙基）胺（CD-TAEA）的合成

将 CD（1.0g，0.9mmol）溶解在 10mL DMF 中，然后将事先溶解在 10mL DMF 中的 CDI（2.0g，12.3mmol）溶液逐滴加入上述溶液中，室温下搅拌 2h，倒入无水乙醚中沉淀，离心后收集沉淀物并溶解在 15mL DMSO 中。将 1mL 三乙胺加入该 DMSO 混合液后，将其滴加至事先溶解在 5mL DMSO 的 TAEA（1.8g，12.3mmol）溶液中，室温下搅拌反应 24h。反应混合液经透析[截留分子量（MWCO），3500]后冷冻干燥得产品。

2）金刚烷修饰的苯硼酸（PB-AD）的合成

将 PB-NH$_2$（0.6g，4.4mmol）与 ADC（0.6g，3.0mmol）溶解在 20mL DMF 中，加入三乙胺 1.2mL，0℃下反应 24h。将 DMF 溶剂减压蒸出，过量的 ADC 及反应生成三乙胺盐酸盐用蒸馏水多次洗涤除去，然后在 50℃下真空干燥得到浅黄色产品。

3）傅里叶变换红外光谱（FTIR）表征

分别取少量 CD-TAEA 和 PB-AD 固体，利用 KBr 压片的方式制备待测样品，使用红外光谱仪检测。首先设置实验参数，然后扣除背景，最后放入样品测试其红外图谱。进一步处理数据，并分析样品的特征吸收峰以确定是否合成了正确的目标产物。

4）纳米组装体的构建

将一定量的 PB-AD 与 CD-TAEA 一起溶解在 10mL DMF 中，在 50℃下剧烈搅拌 1h。然后将 5mL 蒸馏水通过注射器在 2h 内缓慢加入上述溶液中，随着溶液稍微变蓝，预示着组装体的形成。50℃下继续搅拌过夜，将组装体溶液对水透析（MWCO：3500），过滤后冻干得到超分子自组装体 PB-AD/CD-TAEA。

5）载体/DNA 复合物的制备

将一定体积的载体材料溶液加入 DNA 的 TE 缓冲溶液（200ng/μL）中，制备一系列 N/P 比（载体材料所含 N 的物质的量与 DNA 所含 P 的物质的量之比）的复合物，然后补加相应体积的 PBS 至 100μL，混合均匀后在 37℃下孵育 30min，最后加入 900μL 的 PBS 溶液，得到总体积为 1mL 的载体/DNA 复合物。

6）凝胶电泳

将不同 N/P 比的载体材料与 0.1μg DNA 的复合物加入含有 2μL GelRed^{TM} 染料的 0.7%(质量体积浓度) 的琼脂糖凝胶中，电泳实验在 80V 电压下 TAE 缓冲溶液中进行，1h 后在凝胶成像仪下通过紫外照射成像来观察。

7）缓冲能力的测定

载体材料的缓冲能力通过酸碱滴定的方法测定（通过 pH 计实现）。分别称取 6mg 的载体材料溶解于 30mL 的超纯水中，将该溶液先用 0.1mol/L 的 NaOH 溶液调节 pH 到 10，然后用 0.1mol/L 的 HCl 溶液进行滴定使其 pH 达到 2.5，以 pH 的变化对所加 HCl 溶液的体积作图。在这里将缓冲能力定义为 pH 在 7.4～5.1 能够被质子化的氨基所占的百分含量，计算公式如下：

$$PA = (\Delta V_{HCl} \times 0.1) / n \times 100\%$$

式中，ΔV_{HCl} 为将溶液的 pH 从 7.4 滴定到 5.1 所需要的 HCl 溶液的体积，单位为 L；n 为 6mg 载体材料中能够被质子化的氨基总的摩尔数，单位为 mol。

8）扫描电子显微镜观测形貌

载体材料与 DNA 的复合物形貌通过扫描电子显微镜来观察。将三种材料在最佳 N/P 比时的复合物样品进行减压喷金处理，在放大 500 倍的情况下对组装体复合物的形貌进行观察。

四、注意事项

（1）实验过程中的化学反应必须注意安全操作，做好防护措施。

（2）凝胶电泳实验过程中需要精确取样，小心上样，尽量减小实验误差。

（3）在红外光谱仪和扫描电子显微镜的使用过程中要注意规范操作，保护好贵重仪器。

五、思考题

（1）在 CD-TAEA 的合成过程中预先使用 CDI 进行活化，此处 CDI 的作用是什么？试用化学反应式表示该过程。

（2）除了用红外光谱表征合成产物的结构外，还有哪些常用的方法？

（3）主客体自组装的过程能否通过丁铎尔效应直接观察？影响组装行为的主要因素有哪些？

（4）凝胶电泳的基本原理是什么？琼脂糖凝胶电泳和聚丙烯酰胺凝胶电泳的适用范围有什么不同？

（5）扫描电子显微镜的原理是什么？载体材料的纳米结构除了扫描电子显微镜观察，有无其他表征方法？

参 考 文 献

Fülöp Z, Kurkov S V, Nielsen T T, et al. 2012. Self-assembly of cyclodextrins: formation of cyclodextrin polymer based nanoparticles[J]. Journal of Drug Delivery Science and Technology, 22(3): 215-221.

Gou P F, Zhu W P, Shen Z Q. 2010. Synthesis, self-assembly, and drug-loading capacity of well-defined cyclodextrin-centered drug-conjugated amphiphilic $A_{14}B_7$ miktoarm star copolymers based on poly (ε-caprolactone) and poly (ethylene glycol) [J]. Biomacromolecules,11(4): 934-943.

Yang B, Lv Y, Wang Q R, et al. 2014. Template-module assembly to prepare low-molecular-weight gene transport system with enhanced transmembrane capability[J]. Science China Chemistry, 57(4): 558-567.

实验 29　丝素蛋白的提纯和水凝胶的制备

I　丝素蛋白的提取和纯化

一、实验目的

（1）掌握丝素蛋白提取纯化的方法。

（2）熟悉溶液配制、浓度计算等材料制备实验的基本操作。

（3）制备出纯丝素蛋白供后续实验使用。

二、实验原理

1. 蚕茧的主要结构与丝素蛋白的应用

家蚕丝主要由丝胶、丝素及外部蜡质和色素等组成。丝素是含量最高的成分，约占 70%~80%，其次为丝胶 19%~28%，蜡质、碳水化合物、色素和无机物等杂质比较少，占 3%左右。丝胶是构成蚕丝纤维外层组织的蛋白质，丝胶对包裹在其内部的丝素起着保护和黏结的作用。其中作为生物医用高分子材料的主要是丝素蛋白，丝胶蛋白在美容化妆方面有部分应用。丝素蛋白是蚕丝的主要成分，丝素蛋白中包含 18 种氨基酸，其中主要为丙氨酸（Ala）、甘氨酸（Gly）和丝氨酸（Ser）。

丝素蛋白在生物医学领域有着广泛的应用，它所具有的良好的生物相容性、血液相容性及抑菌性能，使得它被广泛应用于生物材料和药物缓释载体的研究。通过不同的方法，还可以制备丝素蛋白纳米颗粒、丝素蛋白膜、丝素蛋白纳米纤维、丝素蛋白水凝胶等，使其生物医学性能得到进一步提高。

2. 蚕丝脱胶及丝胶的特性

脱胶是制备丝素蛋白的重要步骤之一。在将丝素蛋白作为生物医学材料时，丝胶、蜡质等杂质成分有一定的免疫原性风险，也有影响丝素材料的生物相容性的潜在可能。

组成丝胶蛋白的主要氨基酸有丝氨酸、天门冬氨酸、甘氨酸、酪氨酸、精氨酸、丙氨酸等，其中带极性侧基的氨基酸含量远高于丝素。丝胶蛋白的分子构象基本是无规卷曲结构，难以结晶，呈现出球状蛋白的特征，这与纤维状丝素蛋白显著不同。丝胶蛋白耐碱、耐酸及耐蛋白酶水解的能力弱于丝素。基于以上特点，国内外研究和开发了多种脱胶方法，力求完全处理掉蚕丝外围的丝胶，包括利用酸、碱、蛋白酶、表面活性剂等多种手段。但是丝素也同样是蛋白质，在脱胶过程中丝素蛋白也会受到水解和破坏，造成丝素相对分子质量和力学性能下降。因此，在保证完全脱胶的同时，注意避免脱胶时间过长及反应温度过高等情况。

本次实验选用的脱胶试剂是最常用的碳酸钠（溶液）。碱性条件不仅能有效促进丝胶蛋白膨润、溶解和水解，同时还能通过皂化作用去除部分蜡质。

3. 冷冻干燥技术

冷冻干燥，全称真空冷冻干燥，简称冻干，是在低温减压的条件下利用水的升华性能，使药物低温脱水而达到干燥目的的一种技术。冻干是一种以从液体配方中去除溶剂为核心原理的工艺过程，是目前制造和储存抗体等蛋白质类药物的重要方法。从配方中除去或抑制溶剂中促进化学和物理降解途径的各种影响因素，可以显著延长药物制剂的保质期。尽管冻干增加了成本，但仍然是保持这些高活性分子稳定性的一种非常温和的制剂方法。

在本实验中，将得到的丝素蛋白溶液冻干，不仅是为了便于保存，也是由于实验纯化得到的丝素蛋白水溶液浓度无法确定，而固态的丝素蛋白方便准确称量，这样才能根据需要准确配制特定浓度的丝素蛋白溶液。

三、实验内容

1. 实验设备

扫描电子显微镜，磁力加热搅拌器，循环水式真空泵，冷冻干燥机。

2. 实验材料

碳酸钠，蚕丝，氯化钙，无水乙醇。

3. 实验步骤

1）蚕丝脱胶

（1）图 3-25 分别是蚕丝纤维和蚕茧。取适量蚕茧，将其剪碎并清洗干净，或直接取 3～5g 蚕丝剪碎，留出数根烘干待电镜观察。

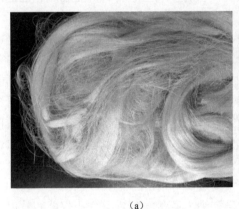 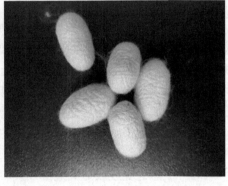

（a）　　　　　　　　　　　　　　　　（b）

图 3-25　蚕丝（a）和蚕茧（b）照片

（2）记录碎蚕茧或碎蚕丝的具体质量，并根据该质量配制需要的 0.02mol/L 碳酸钠溶液待用。

（3）将蚕丝浸入配制好的碳酸钠溶液（质量比 1：100）中，在磁力加热搅拌器上加热煮沸，用报纸将烧杯口封好，30min 后将蚕丝取出，用双蒸水漂洗 3 次。

（4）重复步骤（3）三次，观察到碳酸钠溶液不再变黄，表示蚕丝已经脱胶完全。

（5）将脱胶完全的蚕丝即丝素纤维平铺，自然风干 24h。

（6）通过扫描电子显微镜观察蚕丝和丝素纤维，对比二者的形貌差异，并检查脱胶情况。

2）丝素蛋白的纯化

（1）称量制得的丝素纤维的质量，对比消耗的蚕茧或蚕丝的质量，计算脱胶率。

（2）配制三元丝素溶解液，配制步骤为：将无水氯化钙加入去离子水中搅拌，

待氯化钙全部溶解后，再向其中加入无水乙醇。三者的物质的量比为

$$n(无水氯化钙)：n(去离子水)：n(无水乙醇)＝1：8：2$$

（3）设定磁力加热搅拌器的温度为60℃，将适量溶解液置于其上并用保鲜膜封口，以防乙醇挥发。（一般情况下，含有0.1mol无水氯化钙的丝素溶解液可使1g丝素完全溶解，但应该根据实验条件进行计算和调整以配制适量的溶解液再进行加热。）

（4）溶解液的温度达到60℃时，加入丝素纤维并搅拌，直至全部溶解。将丝素溶液冷却至室温，抽滤除去杂质。

（5）将抽滤后的滤液装入透析袋，泡在盛满去离子水的大烧杯中进行透析。三天后结束透析，透析过程中每天换水三次。

（6）结束透析后透析袋中的溶液即为纯的丝素蛋白溶液。将溶液取出过滤，分装至小烧杯中，再放入冰箱冷冻室冷冻。将冻结的丝素蛋白溶液放入真空干燥机进行真空冷冻干燥，就可得到纯化的丝素蛋白。

四、注意事项

（1）使用磁力加热搅拌器时要注意搅拌器的热电偶位置，浸在液体中央才能得到最准确的温度，热电偶触及烧杯底部或悬在空气中都会导致温度不准确甚至出现危险。

（2）本实验使用的试剂都无剧毒也无腐蚀性，但不排除极少部分人对乙醇和丝素蛋白过敏的可能性，因此在实验中需要规范穿戴实验服和手套，不能穿拖鞋等裸露脚面的鞋。

五、思考题

（1）丝素纤维和未脱胶的蚕丝在形貌上有何异同？脱胶前后的形貌差异代表了什么？

（2）计算丝素的产率并和其他实验小组进行对比，思考丝素产率差异的可能原因。

（3）在丝素蛋白的提取纯化实验中，先后除去的杂质是什么，对应哪一步骤？

Ⅱ　可注射水凝胶的制备条件摸索

一、实验目的

（1）探索可注射水凝胶的制备条件。

（2）归纳不同实验因素对实验结果的影响。

（3）制备出具有可注射性的丝素蛋白水凝胶。

二、实验原理

1. 水凝胶的性质

水凝胶是亲水性聚合物交联网络经水溶胀形成的一种材料形态，具有少量的亲水性大分子与大量水的结合体，其中亲水性大分子之间有适度的物理或化学交联，能够保持水凝胶的固态结构。医用水凝胶的特性在于较高的水分含量和生物相容性，在生物和医学领域得到广泛应用。

2. 丝素蛋白形成水凝胶原理

在一定条件下，丝素蛋白由于亲疏水、氢键、静电等多种因素共同作用会发生凝胶化，在这个过程中，其分子结构由无规卷曲转变为 β-折叠结构，形成的是网状结构。该过程受诸多因素的影响，如丝素蛋白浓度、凝胶温度、pH、外力、剪切作用和表面活性剂等，但蛋白质形成凝胶的过程主要涉及氢键、亲疏水性相互作用和静电相互作用。通过控制这些因素，可以获得不同性质的丝素蛋白水凝胶。

3. 聚乙二醇制备水凝胶的原理

聚乙二醇（PEG）是一种水溶性聚醚型高分子化合物，广泛用于医药、卫生、食品、化工等领域。PEG 具有很多优点，如低毒性、不凝血性及良好的生物相容性，还能被机体迅速排出体外而不产生任何毒副作用。

PEG 分子链的末端为活泼性基团——羟基，很容易发生化学反应得到聚乙二醇功能单体，利用这种大分子单体很容易制备出结构和性能各异的水凝胶；而且其相对分子质量的应用范围很宽（从几百到几万）。因此，利用 PEG 为基体制备水凝胶有其独特的优势。

三、实验内容

1. 实验材料

丝素蛋白(自制)，无水乙醇，PEG200，PEG300，PEG400。

2. 实验步骤

1）探索用交联剂交联法制备水凝胶

选用无水乙醇作为交联剂。以不同的丝素蛋白溶液浓度和交联剂的浓度作为考察因素。按下列步骤进行操作。

（1）分别配制 5～10mL 浓度为 6%、3%的丝素蛋白水溶液。

（2）待丝素蛋白完全溶解后，加入适量的乙醇（按体积比 1∶1、1∶2、1∶3、…）。

（3）记录各组凝胶时间。

（4）测试各组凝胶的可注射性能并摄像记录。

2）探索用诱导剂交联法制备水凝胶

选用 PEG 为诱导剂。考察因素：丝素蛋白浓度（1%～15%）、PEG 相对分子质量（200、300、400）、PEG 浓度（10%～80%）、推挤次数。

（1）分别配制数组浓度不同的丝素蛋白水溶液。

（2）将 PEG 溶液作为诱导剂与丝素蛋白溶液 1∶1 混合。

（3）将两个医用注射器连接在一起，其中装入混合好的丝素蛋白溶液，来回推挤，对溶液施加剪切力。

（4）记录形成凝胶的推挤次数。

四、注意事项

（1）使用注射器时要妥善处理针头，不要随意丢弃。

（2）对实验操作注意记录和拍照，进行可注射性能测试时可以拍摄视频作为记录。

（3）实验完成后要清理实验台，清洗使用过的玻璃仪器。

五、思考题

与其他小组的结果进行比较，思考在制作可注射水凝胶的过程中哪个因素影响最大？最合适的制备参数是什么？

参 考 文 献

姜瑞. 2015. 丝素蛋白水凝胶用于透皮给药系统的研究[D]. 苏州: 苏州大学.

周燕, 吴惠英. 2016. 再生丝素蛋白水凝胶的性质及应用[J]. 丝绸, 53(4): 29-34.

第四章　设计性实验

实验 30　ABS/TPU 复合材料制备与足部康复固定器的 3D 打印

一、实验目的

（1）掌握熔融共混制备 ABS/TPU 改性材料的方法。

（2）掌握扫描和软件结合开展足部康复固定器 3D 建模的方法。

（3）针对康复固定器的使用要求设计打印材料的配方和 3D 打印线材制备工艺。

（4）采用熔融沉积成型 3D 打印机完成足部小型康复固定器的制备。

二、背景描述

随着经济全球化，人们的生活条件和生活质量逐步提升，因而对康复治疗的需求不断增加。统计表明，世界上大约有 10%的人身患残障，而我国残疾人总数约为 8500 万，占人口总数的 6.34%，其中仅有 11%的残疾人获得康复治疗。交通意外、工伤和慢性病引起的残疾人群体数量庞大。在中国有 2 亿以上的慢性病患者，1000万人以上有康复治疗的需求。在过去几年里，由于人口基数高，我们的康复器械产业平均增长率远远高于国民经济平均增长率。随着生活水平上升和人口老龄化，人们越来越重视可以提高生活质量的重要工具——康复器械。

目前市面上的足部康复固定辅具种类较多，一般用于稳定和支持固定患部，保护足部预防畸形，辅助足部功能恢复。矫形器可以将患者畸形的足部矫正，使其更快痊愈。目前常用的有石膏、绷带和高分子夹板制备的足部矫形器、脚踝矫形器等，石膏固定后可靠坚实，可以为患者塑形，但比较重，使用时舒适性差。但是，由于不同患者的足部形态各不相同，传统的高分子夹板等矫形器无法与患者受伤部位完全吻合，在康复治疗过程中存在固定效果不佳、影响血液循环和佩戴舒适性差等问题。采用 3D 打印制造假体来替代或覆盖受损的组织，可实现不同年龄、不同身高、不同尺寸康复器的个性化定制，并精确模拟解剖结构，更贴合人体，尤其是对于处于发育期的儿童患者，服帖和合适的康复器具可避免长时间固定引起局部生长迟缓或发育不良的问题。

本实验以足部康复固定器的个性化需求为目标，要求学生查阅相关资料，以 ABS 和 TPU 为基材开展打印材料的配方和工艺研究，设计足部康复固定器的 3D 模型，筛选打印工艺条件，制备出足部康复固定器样品。

三、实验原理

1. 熔融共混改性原理

熔融共混改性原理是将两种或两种以上的材料（其中至少一种是热塑性高分子材料）通过一定的设备或方法在熔融状态下进行剪切、分散和混合，从而获得综合性能优异的高分子复合材料的方法。熔融共混改性已成为高分子材料改性的重要方法之一，其主要优点体现在以下几个方面。

（1）综合均衡各聚合物组分的性能，取长补短，消除各单一聚合物性能上的弱点，获得综合性能优异的高分子材料。

（2）使用少量的某聚合物可以作为另一聚合物的改性剂，改性效果显著。

（3）通过共混可改善某些聚合物的加工性能。

（4）聚合物共混可满足某些特殊性能的需求，制备一系列具有导电、导热、高强度等特殊性能的高分子复合材料。

2. 3D建模和熔融沉积成型3D打印原理

分别参见实验13和实验14。

四、实验内容

1. 实验方案设计

学生查阅资料后，确定选题内容并制订实验方案，撰写实验可行性报告，经指导教师审查和论证合格后才能开展实验准备。

2. 实验准备

购买实验所需的原材料，熟悉双螺杆挤出机、热压机、冲片机、电子万能试验机、熔体流动指数测试仪、3D线材制备机、3D打印机的操作方法。

3. 实验

（1）按照设定的配方和研究方案，开展实验研究，要求记录原始数据，拍摄实验过程的照片。

（2）在实验过程中，学生应根据实验现象及时、合理地调整和优化实验方案，获得理想的实验结果。

（3）实验分组进行，每个组由组长1人、组员3~4人组成，组长负责安排组员的实验分工和协作事务，共同完成实验研究内容。

（4）教师鼓励学生自主实验，提出新想法，改进甚至设计出新的实验。

4. 分析与总结

（1）实验完成后，学生应根据原始记录撰写实验报告，对研究结果进行分析，总结成功经验或失败教训，提出后续改进的方案。

（2）评价形式：首先，学生对自己的研究过程、实验操作的熟练性、实验方案的合理性进行自我评价；然后，同一小组的学生相互评价；最后，教师组织学生讨论和总结，给出小组的总评成绩和每位同学的综合成绩。

五、注意事项

（1）材料制备过程中，双螺杆挤出机和热压机在高温下工作，注意佩戴手套，防止烫伤。

（2）双螺杆挤出机和线材制备机加料桶处，只能用塑料棒或塑料勺进行搅拌，禁止使用硬质金属伸入加料桶，防止不小心掉入卡断螺杆，损坏设备。

（3）冲片机在裁片时，裁刀锋利且气压大，勿将手伸入裁片区，将压力轴抬起才可以伸入取出样品。

（4）热压机压制样品时，只能学生自己单独操作，严禁其他学生帮忙，因为这样容易导致误操作，压伤甚至压断手指。

六、思考题

（1）熔融沉积成型 3D 打印在医学上具有哪些应用？有哪些优点和缺点？

（2）将 ABS 与 TPU 进行共混的目的是什么？

（3）ABS/TPU 共混改性的 3D 打印材料，可制备哪些医疗器件和器具？

参 考 文 献

阿米特·班德亚帕德耶, 萨斯米塔·博斯. 2017. 3D 打印技术及其应用[M]. 王文先, 葛亚琼, 崔泽琴, 等译. 北京: 机械工业出版社.

张烨. 2019. 基于 3D 打印最优解决方法的康复产品设计研究[J]. 科技创新导报, 16(6): 159-160.

中华医学会医学工程学分会数字骨科学组. 2018. 3D 打印矫形器设计、制造、使用标准与全流程监管的专家共识[J]. 中华创伤骨科杂志, 20(1): 5-9.

实验 31　PLA 亲水改性医用组织补片制备及其生物安全性初步评价

一、实验目的

（1）设计聚乳酸(PLA)亲水改性实验方案，掌握熔融共混制备 PLA 亲水改性材料的方法。

（2）熟练操作熔体电纺 3D 打印机，制备亲水性医用组织补片。

（3）测试改性前后的接触角变化，对材料的亲水性能进行评价。

（4）根据国家标准和行业标准要求，开展组织补片的细胞毒性、溶血性能测试评价。

二、背景描述

植入型医用组织补片主要用于软组织缺损修复和慢性创面修复。软组织缺损主要包括硬脑膜缺损、疝气所导致的腹壁组织缺损、腹股沟组织缺损、造瘘口缺损和牙骨组织缺损等；慢性创面主要有压疮、糖尿病足、下肢静脉性溃疡等。医用组织补片可加快损伤软组织愈合与修补，可减少并发症、加速愈合、提高患者生活质量，在临床医学领域具有广泛的应用前景。

医学专家指出，缺损的软组织和慢性创面虽然难愈，但不会立即威胁生命，不过因其长达数月甚至数年、十数年的经久不愈，严重影响患者原发病的康复和生活质量，也给家庭带来了沉重的护理与经济负担。少数可发生感染扩散甚至溃疡癌变，导致脓毒症等并发症，危及患者生命。

目前植入型医用软组织补片主要依赖进口，价格较为昂贵。动物源性组织补片的相容性好，但存在力学性能不佳和免疫反应等不足。采用聚乳酸、聚己内酯等合成材料制备的组织补片，力学性能优异，但因其采用溶液静电纺丝制备，存在有机溶剂残留和亲水性不理想等问题。

理想的组织膜替代物材料具有以下特点：①安全，无毒，无炎症反应，不传播病毒性疾病；②组织相容性好，无免疫反应；③柔顺性好，细胞黏附性能好；④防渗漏性好；⑤无组织粘连；⑥可吸收性，在新生组织形成的同时能被逐渐降解吸收；⑦便于手术操作。

本实验针对现有 PLA/PCL 合成材料制备的医用组织补片存在的降解速度较慢、亲水性不理想的问题，通过熔融共混改性方法，制备一种亲水性能优异的 PLA 改性材料，并开展组织补片的熔体电纺 3D 打印工艺研究，制备出亲水性能优异的组织补片样品，对其生物相容性进行初步评价。

三、实验原理

1. 高分子医用材料的亲水改性原理

目前，大多数高分子医用材料如氯乙烯、硅橡胶多为疏水性材料，在临床诊断和治疗时会产生较大的摩擦阻力，容易造成血管、腔道组织损伤并引起其他炎症，给患者带来痛苦。

在疏水性高分子表面或内部引入极性亲水基团，可降低材料的界面接触角、提高其亲水性，从而制得亲水性高分子医用材料。在提高亲水性的同时可改善表面生物相容性和润滑性能。根据改性过程中涂层与材料表面的结合方式可分为物理改性、化学改性、等离子体改性、光接枝改性等。

液体在固体表面的静态接触角是衡量该液体对材料表面润湿性能的一个重要参数，若 $\theta<90°$ 说明固体表面是亲水的，接触角越小，表示润湿性越好；反之，若 $\theta>90°$ 说明固体表面是疏水的，接触角越大，表示润湿性越差。

2. 熔体电纺原理

熔体电纺是将聚合物加热熔融后，其熔体在高压静电场的作用下喷射出微射流，通过运行足够长的距离，待溶剂挥发或冷却后形成纤维。该生产过程不需要使用溶剂，具有绿色环保的特点。可制备孔隙率高、纤维直径小的膜状材料，其纤维直径可达到微纳米级水平。

3. 细胞毒性实验原理

参考《医疗器械生物学评价 第 5 部分：体外细胞毒性试验》（GB/T 16886.5—2017）。同时，参考《医用输液、输血、注射器具检验方法 第 2 部分：生物学试验方法》（GB/T 14233.2—2005）。利用浸提法测试材料的细胞毒性，可测定样品中的加工助剂、加工过程中产生的低分子组分和残留溶剂的潜在毒理学危害，浸提条件需模拟或严于临床使用条件，但不应导致实验材料发生如熔化、溶解或化学结构改变等明显变化。将经灭菌处理的薄片状样品按表 4-1 的纤维直径选择浸提比例。

表 4-1　纤维直径与浸提液比例选择

直径/mm	浸提液比例（质量/体积）±10%
<0.5	0.1g/mL
0.5～1.0	0.2g/mL
>1.0	0.3g/mL

用无血清培养液与薄片样品在 37℃无菌条件下浸提 24h，再将浸提液与细胞直接接触，通过对细胞形态、增殖和抑制影响的观察，评价试验材料对体外细胞的毒性作用。

4. 溶血实验原理

参考《医疗器械生物学评价 第 4 部分：与血液相互作用试验选择》（GB/T 16886.4—2003），溶血实验最简单的形式是高度稀释红细胞悬浮液与实验材料接触，测定红细胞破裂释放的血红蛋白中的血红素在可见光波长段的最大吸收值，判定实验材料的体外溶血程度，溶血常被称为释入上清液的血红蛋白占实验开始时测出的总血红蛋白的百分比。一般用于评价红细胞损伤，可测定由于物理和化学因素对红细胞影响导致的溶血。

四、实验内容

1. 实验方案设计

学生查阅资料后，确定选题内容并制订实验方案，撰写实验可行性报告，经指导教师审查和论证合格后才能开展实验准备。

2. 实验准备

购买实验所需的原材料，熟悉转矩流变仪、热压机、冲片机、接触角测试仪、熔体电纺 3D 打印机、酶标仪等操作方法。

3. 实验

（1）按照设定的配方和研究方案，开展实验研究，要求记录原始数据，拍摄实验过程照片。

（2）在实验过程中，学生应根据实验现象及时、合理地调整和优化实验方案，获得理想的实验结果。

（3）实验分组进行，每组设定组长 1 人、组员 2 人，组长负责安排组员的实验分工和协作事宜，共同完成实验研究内容。

（4）教师鼓励学生自主实验，提出新想法，改进甚至设计出新的实验。

4. 分析与总结

（1）实验完成后，学生应根据原始记录撰写实验报告，对研究结果进行分析，总结成功经验或失败教训，提出后续改进的方案。

（2）评价形式：首先，学生对自己的研究过程、实验操作的熟练性、实验方案的合理性进行自我评价；然后，同一小组的学生相互评价；最后，教师组织学生讨论和总结，给出小组的总评成绩和每个学生的综合成绩。

五、注意事项

（1）PLA 亲水改性共混合压膜制备过程中，转矩流变仪和热压机在高温下运行，注意佩戴手套，防止烫伤。

（2）采用转矩流变仪共混过程中，添加材料只能使用塑料勺，禁止使用金属勺或者金属棒捅料，因为不小心掉入会打断转子。

（3）热压机压制样品时，只能一个学生单独操作，严禁其他学生帮忙，否则容易导致误操作，压伤甚至压断手指。

（4）熔体电纺在高温、高压下进行，打开机箱门前必须切断电源，严禁带电操作。

（5）采用扫描电子显微镜观察样品形态前，必须进行喷金处理，因为材料绝缘会损坏设备。

（6）操作接触角测试仪时，必须小心调节焦距，避免针头撞击平台而损坏设备。

（7）细胞毒性实验必须严格遵守无菌操作，防止细胞培养过程中被污染。

（8）溶血实验加入高稀释抗凝兔血后必须充分混匀后再水浴，避免出现假阳性。

（9）如果细胞毒性或溶血实验没有达到合格要求，说明实验所测样品的安全性不合格，需要分析造成上述结果的原因，产品判定为不合格，后续的有效性评价实验需暂停。

六、思考题

（1）亲水改性剂用量增加，改性材料的接触角呈现什么变化规律？其原因何在？

（2）制备植入型医用组织补片时，熔体电纺与溶液电纺相比其优点与缺点是什么？

（3）医用组织补片的种类、制备方法和临床应用领域有哪些？

（4）医用组织补片的体外安全性评价具有什么意义？

参 考 文 献

全国医疗器械生物学评价标准化技术委员会. 2017. 医疗器械生物学评价 第 5 部分: 体外细胞毒性试验: GB/T 16886.5—2017[S].

全国医疗器械生物学评价标准化技术委员会. 2003. 医疗器械生物学评价 第 4 部分: 与血液相互作用试验选择: GB/T 16886.4—2003[S].

全国医用输液器具标准化技术委员会. 2005. 医用输液、输血、注射器具检验方法 第 2 部分: 生物学试验方法: GB/T 14233.2—2005[S].

徐蒙蒙, 尹朝辉, 阳范文, 等. 2018. 聚乳酸/聚氧乙烯–聚氧丙烯醚嵌段共聚物共混体系的性能[J]. 工程塑料应用, 46(8): 40-45.

实验 32　磷酸钙多孔生物陶瓷的制备和性能表征

一、实验目的

（1）掌握 Ca-P 生物陶瓷粉体：羟基磷灰石[$Ca_{10}(PO_4)_6(OH)_2$，HAP]、β-磷酸三钙[β-$Ca_3(PO_4)_2$，β-TCP]的合成方法。通过组成设计和合成方法的选择制备出 HAP 或 β-TCP 粉体。

（2）掌握 HAP 或 β-TCP 多孔生物陶瓷的造孔（烧失、盐析）、成型（可塑成型、半干压成型）和烧结方法。

（3）对烧结后的样品进行微观和宏观的性能评价。

（4）通过实验掌握多孔生物陶瓷的部分性能测试方法。

二、背景描述

骨缺损病例在临床中十分常见，由疾病和交通事故等导致的人体骨骼严重缺损病例不断增加，对骨修复材料的需求日益增加。据报道，当前全世界生物材料的年营业额已达到 120 亿美元，其中人体硬组织替换材料（骨骼、牙齿等）约为 23 亿美元，并以每年 7%～12%的速度不断增长，预计到 2023 年将达到 34.8 亿美元。随着人们生活水平的日益提高，人们对骨修复材料的需求也持续增加。

目前，骨修复材料主要有自体骨、异体骨、异种骨和人工合成骨材料四种。其中自体骨是骨修复材料的金标准，但其来源有限，且需二次手术，因此受到限制；而异体骨和异种骨也存在排异和传播疾病的风险；因此，人工合成骨材料因其来源广、易成型、生物相容性好和良好的骨修复效果，得到广泛的应用。

人工合成骨材料主要有磷酸钙等陶瓷材料和生物降解高分子与磷酸钙的复合材料。磷酸钙陶瓷材料人工骨主要是 HAP 多孔陶瓷和 β-TCP 多孔陶瓷。HAP 生物相容性好，但在体内几乎不降解，不能实现生物转化，因此常将其作为生物活性成分用于复合材料或涂层材料，如与聚乳酸等高分子材料复合，提高材料的生物活性；β-TCP 是典型的生物降解材料，其溶解度远高于 HAP。β-TCP 是磷酸钙系列矿物成分中较不稳定的物相，Ca/P（物质的量比）=1.5，其溶解的钙磷离子在一定条件下可以向 HAP 转化，从而参与骨植入处局部的成骨，实现材料向骨组织的转化，将无生命的材料转化成有生命的骨组织，完美修复骨缺损。β-TCP 多孔陶瓷的生物降解机理包括溶解和细胞参与的细胞降解。因此，β-TCP 多孔陶瓷也是骨组织工程中重要的支架材料，在其中引入可缓释的生长因子，可实现大段骨缺损的修复。

本实验要求学生查阅资料，设计多孔磷酸钙陶瓷材料的制备方法，包括原料合成方法、多孔陶瓷成型方法、合成原料用量的计算；开展烧结工艺研究和成品的性能测试与表征。

三、实验原理

1. 原料粉体的合成

HAP、β-TCP 的合成原理主要基于以下几种化学反应：

复盐反应（煅烧）：$6CaHPO_4 + 4CaCO_3 \xrightarrow{\geqslant 900℃} Ca_{10}(PO_4)_6(OH)_2 + 4CO_2 \uparrow + 2H_2O$

$$2CaHPO_4 + CaCO_3 \xrightarrow{\geqslant 900℃} Ca_3(PO_4)_2 + CO_2 \uparrow + H_2O$$

酸碱中和反应（溶液反应）：$10Ca(OH)_2 + 6H_3PO_4 \xrightarrow{室温} Ca_{10}(PO_4)_6(OH)_2 + 18H_2O$

$$3Ca(OH)_2 + 2H_3PO_4 \xrightarrow{\text{室温}} Ca_3(PO_4)_2 + 6H_2O$$

2. 陶瓷的成型

陶瓷的制备过程是一个将粉体致密化的物理和化学过程。致密化过程在两个阶段完成：一是在成型和干燥过程中实现，二是在烧结过程中完成。成型有两个目的：一是制备所需的产品形状，二是使粉体致密化，该致密化过程通常只是物理过程。主要的成型方法有压制成型、可塑成型和注浆成型等。本实验可采用压制成型或可塑成型。

3. 多孔陶瓷的烧结

陶瓷的烧结（烧成）主要是赋予产品所需的性能和强度，它是在高温下通过粉体间的物理和化学反应使产品具有一定的强度和特定的化学组成和显微结构，从而具有特殊的性能。坯体在高温下也可能不发生化学反应，只发生物理过程（如本实验），这些物理过程表现为高温下坯体内物质的传递和重排（如扩散传质、黏滞流动传质、蒸发凝聚传质等），从而使坯体致密化，获得适当的强度，从外观上看表现为坯体发生线收缩和体积收缩。本实验是以磷酸钙和低熔点生物玻璃两种原料配方，因此致密化过程主要是扩散传质和（玻璃相）黏滞流动传质两个机制。这里的致密化主要是指多孔生物陶瓷的非孔隙部分，而多孔结构主要由造孔剂烧失或盐析产生。

四、实验内容

1. 实验方案设计

学生查阅资料后，确定选题内容并制订实验方案，撰写实验可行性报告，经指导教师审查和论证合格后才能开展实验准备。

2. 实验准备

购买实验所需的原材料，熟悉真空干燥箱、压力机、成型机、马弗炉（1200℃）、实验电炉等的操作方法。

3. 实验

（1）按照设定的配方和研究方案，开展实验研究，要求记录原始数据，拍摄实验过程照片。

（2）在实验过程中，学生应根据实验现象及时、合理地调整和优化实验方案，获得理想的实验结果。

（3）实验分组进行，每组设定组长1人、组员3~5人，组长负责安排小组成员的实验分工和相互协作，共同完成实验研究内容。

（4）教师鼓励学生自主实验，提出新想法，改进甚至设计出新的实验。

4. 分析与总结

（1）实验完成后，学生应根据原始记录撰写实验报告，对研究结果进行分析，总结成功经验或失败教训，提出后续改进的方案。

（2）评价形式：首先，学生对自己的研究过程、实验操作的熟练性、实验方案的合理性进行自我评价；然后，同一小组的学生相互评价；最后，教师组织学生讨论和总结，给出小组的总评成绩和每个学生的综合成绩。

五、注意事项

（1）实验前可自行选定制备 HAP 或 β-TCP 多孔陶瓷。实验开始前一天，需以作业形式完成各原料用量的计算。

（2）该实验周期较长，需要合理规划时间，在数天内完成实验。

（3）在处理具有腐蚀性的氢氧化钙和磷酸时请注意保护眼睛和皮肤，以免灼伤。

（4）压制成型时注意手的安全，避免机器运行时递送或取出模具。

（5）将试样放入炉膛内和取出时，要确认炉体处于断电状态，以免触电。

（6）设置烧结程序时需得到指导教师的认可，确保烧结的安全性。

六、思考题

（1）讨论多孔材料制备过程中需要注意的问题和实验心得。

（2）讨论压制-盐析法和可塑法制备多孔陶瓷的优缺点。

参 考 文 献

黄新友. 2008. 无机非金属材料专业综合实验与课程实验[M]. 北京: 化学工业出版社.

全国工业陶瓷标准化技术委员会. 1996. 多孔陶瓷显气孔率、容重试验方法: GB/T 1966—1996[S].

第五章　虚拟仿真实验

实验 33　生物医学材料的拉伸、冲击、弯曲虚拟实验

一、实验目的

（1）掌握测定生物医学材料在静载条件下的屈服强度、抗拉强度和断裂伸长率的测试方法，熟悉电子万能试验机的工作原理和使用方法。

（2）掌握生物医学材料的冲击强度测试方法和冲击试验机操作方法。

（3）了解生物医学材料的弯扭强度和弹性模量的测试方法。

二、实验内容

1. 拉伸实验

（1）在实验内容界面选取拉伸实验，进入操作平台，如图 5-1 所示，从操作界面的工具栏中选择游标卡尺。

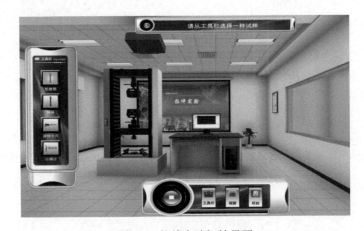

图 5-1　拉伸实验初始界面

（2）按软件提示，完成如下操作：用游标卡尺测量样品的直径，试样加载到拉伸实验机的夹具上，点击电子万能测试机的上夹头夹紧试样上部；操控仪器按钮，移下横梁到试样夹持位置，点击电子万能测试机的下夹头夹紧试样下部，如图 5-2 所示。

（3）安装引伸仪，按国家标准要求设置好跨距，点击运行按键，启动拉伸试验 3。

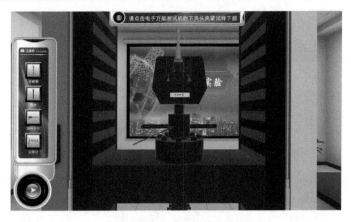

图 5-2　夹持试样

（4）移除引伸仪，依次点击上下夹头，取下试样上、下部，用游标卡尺测量断裂试样。

（5）完成拉伸性能测试，点击"视窗"按键并将界面转换到"显示器"。

（6）点击"实验结果"，查看测试数据。

（7）重复以上步骤，测试另一试样，实验结束生成实验报告。

2. 弯扭组合实验

（1）在实验内容界面选取弯扭组合实验，进入操作平台，如图 5-3 所示。

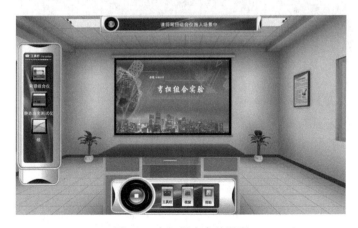

图 5-3　弯扭组合实验界面

（2）将弯扭组合仪拖入场景中，切换视窗到应变仪视角，并点击电源开关，如图 5-4 所示。

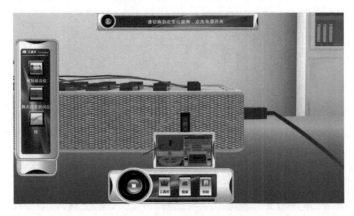

图 5-4　应变仪视角界面

（3）切换视窗，选择不同测试点，并记录第一组实验数据。

（4）重复上述步骤，并记录多组实验数据。

（5）记录所有实验数据，生成实验报告。

3. 冲击实验

（1）在实验内容界面选取冲击实验，进入操作平台，如图 5-5 所示。

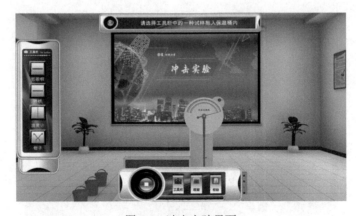

图 5-5　冲击实验界面

（2）选择工具栏中的一种试样并拖入保温桶内，如图 5-6 所示。

（3）用温度计测量试样的当前温度，用钳子夹取试样。

（4）点击锤摆"电源"开关按钮，再点击"锤摆"按钮，点击"冲击"按钮进行实验。

（5）转换视窗可观察冲击数据，如图 5-7 所示。

（6）实验结束，右键点击断裂物将其移除，并使锤摆复位。

（7）重复以上步骤并对另一试样进行测试，观察并记录各组测试数据。

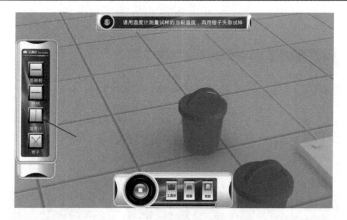

图 5-6　试样拖入保温桶界面

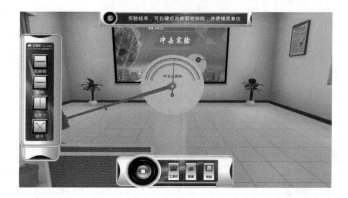

图 5-7　冲击数据界面

（8）实验结束，生成实验报告。

4. 弹性模量实验

（1）在实验内容界面选取弹性模量实验，进入操作平台，如图 5-8 所示。

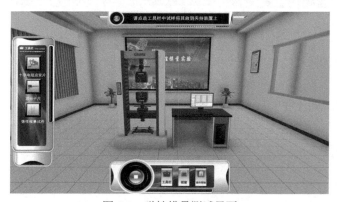

图 5-8　弹性模量测试界面

（2）点击工具栏中的试样并将其放到夹持装置上，如图5-9所示。

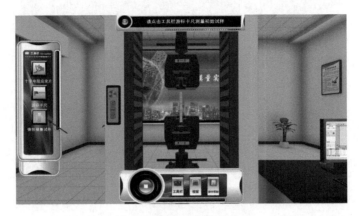

图5-9　试样夹持操作界面

（3）点击工具栏中游标卡尺，测量初始试样，操控仪器按钮、旋钮将横梁移到试样可夹持位置。

（4）点击上下固定夹并夹紧试样，点击工具栏并将十字电阻应变片添加到试样上，切换视窗，转换到显示器上，并选择实验状态，如图5-10所示。

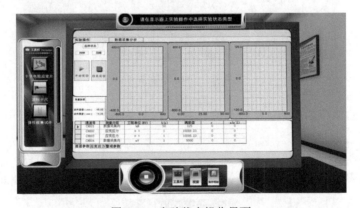

图5-10　实验状态操作界面

（5）分别选择"拉伸"和"压缩"状态进行实验，并观察实验现象，如图5-11和图5-12所示。

（6）右键点击十字电阻应变片并选择移除。

（7）分别打开上、下夹持装置，将试样右键移除恢复初始状态。

（8）实验结束，生成实验报告。

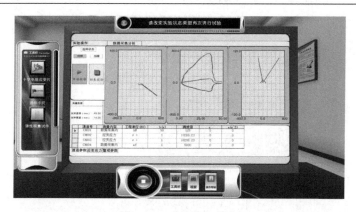

图 5-11　"拉伸"状态

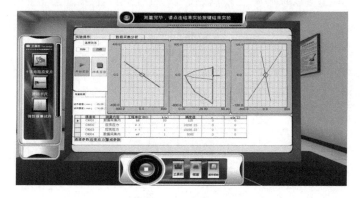

图 5-12　"压缩"状态

实验 34　核事故突发事件的医学应急虚拟仿真实验

一、实验目的

（1）了解什么是核事故突发事件、波及范围及对公众的身体和心理健康的影响。

（2）熟悉应对并及时控制核与放射突发事件的相应流程。

（3）掌握核与放射突发事件的应急医学救援。

二、实验内容

（1）进入操作平台，如图 5-13 所示，点击开始实训。

（2）启动应急响应，点击下一页（共 5 页）。

（3）进入应急方案流程，如图 5-14 所示（依次单击橙色框内容）。

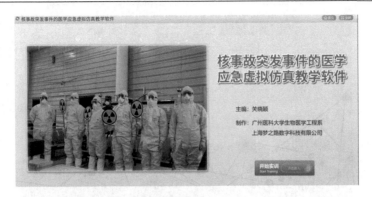

图 5-13　软件初始操作界面

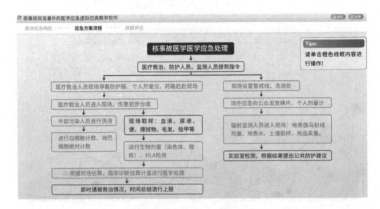

图 5-14　应急方案流程

（4）医疗救治人员现场穿戴防护服（按顺序穿戴防护服）。

（5）完成此部分习题。

（6）医务人员进入现场，伤患分类，如图 5-15 所示。

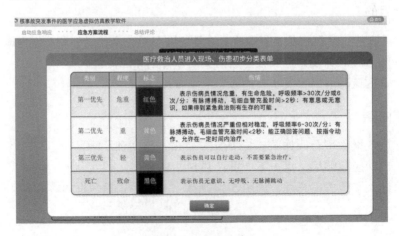

图 5-15　伤患分类

（7）完成此部分习题。

（8）进行生物剂量检测。

（9）根据现场估算、临床诊断进行处理。

（10）现场设置警戒线、洗消处。

（11）场外应急发放碘片。

（12）辐射检测人员进入现场。

（13）总结评价，完成实验。

实验 35　熔体电纺 3D 打印医用组织补片的虚拟实验

一、实验目的

（1）了解熔体电纺 3D 打印机制备微纳纤维的原理。

（2）熟悉熔体电纺 3D 打印与溶液电纺的差异。

（3）熟悉工艺参数对微纳纤维直径、微观形态结构的影响。

（4）掌握熔体电纺 3D 打印机制备取向和无序排列医用组织补片的操作方法。

二、实验内容

（1）进入操作平台，如图 5-16 所示，点击开始进入虚拟仿真实验。

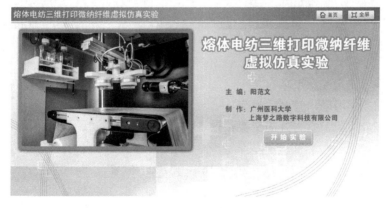

图 5-16　熔体电纺初始界面

（2）启动开始实验，进入实验界面，如图 5-17 所示。

（3）进入实验原理，了解高压静电纺丝和熔体电纺 3D 打印的工作原理，如图 5-18 所示。

（4）点击操作视频，学习具体实操过程。

（5）点击实验内容，按所示步骤进行虚拟实验操作。

（6）完成此部分习题。

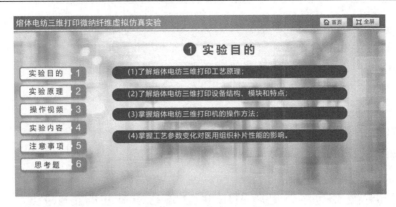

图 5-17　实验目的界面

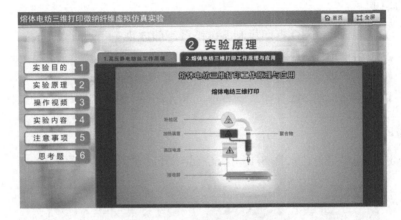

图 5-18　工作原理与应用界面

（7）学习安全注意事项。

（8）完成思考题，答题后提交。

（9）完成实验，撰写并提交实验报告。

实验 36　纳米探针的虚拟仿真实验

一、实验目的

（1）熟悉纳米分子影像探针制备、表征和肿瘤诊断及治疗应用的全过程。

（2）熟悉液相激光烧蚀法一步制备金刚石纳米酶/光学分子探针的基本原理与操作技术。

（3）掌握紫外吸收仪测定光学分子探针吸收光谱的原理和操作技术。

（4）掌握 CCK-8 测定细胞活性和细胞显色分子探针对鼻咽癌细胞诊断和治疗的方法。

二、实验内容

1. 金刚石纳米酶的制备和反应实验

（1）将玻璃容器的盖子打开，将 50mg 金刚石粉末加入玻璃容器，如图 5-19 所示。

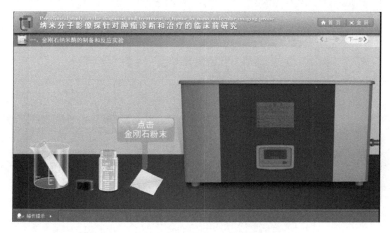

图 5-19　金刚石纳米酶制备和反应初始界面

（2）加入 10mL 去离子水至玻璃容器，盖上盖子。

（3）放进超声清洗仪中清洗，形成纳米金刚石悬浮液。

（4）打开盖子，将纳米金刚石悬浮液置于磁力搅拌器上，按下开关。

（5）调整激光器参数为波长 532nm、频率 10Hz，能量 200mJ；作用 4h 后关停激光器，收集样品，如图 5-20 所示。

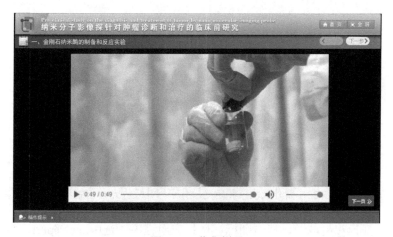

图 5-20　收集样品

（6）打开金刚石悬浮液的盖子，用移液枪先后向 5mL 离心管加入 0.4mL 金刚石纳米酶溶液、0.4mL TMB 溶液、0.4mL 过氧化氢溶液和 3.1mL 缓冲液，混合均匀，如图 5-21 所示。

（7）按后续软件提示，完成实验操作。

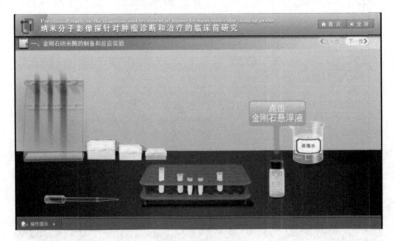

图 5-21　悬浮和混合

2. 紫外吸收仪测定光学分子探针吸收光谱

（1）准备仪器和材料：紫外光谱仪、蒸馏水、50mL 烧杯、去离子水、滤纸、离心管、移液枪、枪头、金刚石纳米酶，如图 5-22 所示。

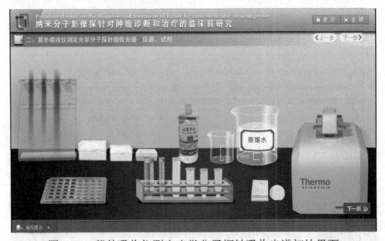

图 5-22　紫外吸收仪测定光学分子探针吸收光谱初始界面

（2）打开计算机电源，双击图标，选择应用程序，选中 air report，将样品数据保存在工作簿中，在 sample ID 命名，camp 里选择样品类型，设置扫描波长为 400～

800nm。

（3）取移液枪，从离心管中吸出 2μL 蒸馏水，抬起紫外光谱仪的检测臂，将蒸馏水加入样品池。

（4）放下检测臂，按软件提示，完成后续实验。

3. 测定金刚石纳米酶对肿瘤细胞的治疗和诊断

（1）打开治疗和诊断初始界面，如图 5-23 所示。取六孔板，打开盖子，加入预处理的盖玻片。

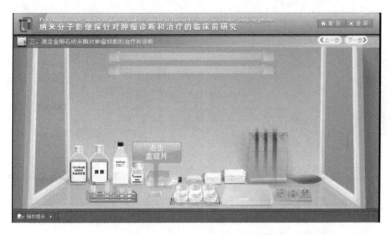

图 5-23　金刚石纳米酶对肿瘤细胞的治疗和诊断初始界面

（2）将装有细胞悬浮液的离心管的盖子打开，取移液枪，插上枪头，吸取细胞悬浮液，接种并混匀于盖玻片上。

（3）放入 37℃、5% CO_2 的培养箱中培养 4h，如图 5-24 所示。

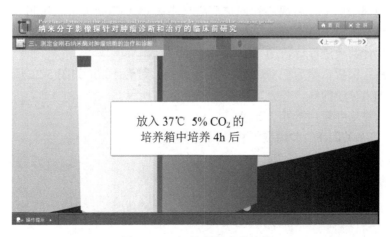

图 5-24　CO_2 培养箱中的培养

（4）取出六孔板，将细胞悬浮液与最佳浓度分子探针混匀，共同孵育 24h。

（5）将六孔板的盖子打开，按软件提示完成后续实验。

4. 测定探针对肿瘤细胞的抑制作用

（1）将培养瓶的盖子打开，取移液枪，插上枪头，将培养瓶内的培养基吸掉，如图 5-25 所示。

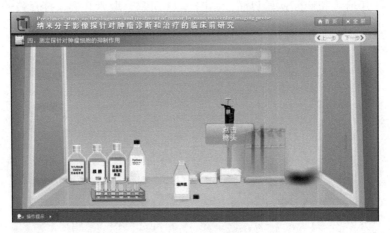

图 5-25　吸取培养基

（2）换枪头，将 PBS 加到培养瓶内。

（3）盖上盖子，将培养瓶轻轻摇晃。

（4）用移液枪将 PBS 吸掉后换枪头，将胰酶加至培养瓶。

（5）根据软件提示，依次完成如下操作：将盖子盖上，放进培养箱消化，用移液枪吸取一定的培养基，加至培养瓶，轻轻摇晃，用移液枪将其混匀，终止消化，将液体吸至离心管中，将离心管放进离心机中离心（1500r/min，5min），把离心管中的上层清液倒掉，将培养基加入培养瓶内，并混匀。

（6）用计数板进行计数。

（7）进行铺板，然后把 96 孔板放进培养箱，孵育 12h，如图 5-26 所示。

（8）加入分子探针，并分别稀释，如图 5-27 所示。

（9）放进培养箱，培养 24h。

（10）加入 CCK8，并用锡纸将 96 孔板包住。

（11）放进培养箱孵育 2h。

（12）放进酶标仪。

（13）打开酶标仪的控制软件。

（14）选择波长，检测完毕后保存数据，如图 5-28 所示。

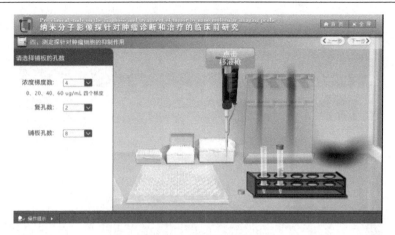

图 5-26　铺板和培养

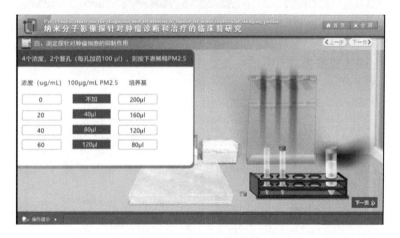

图 5-27　加入分子探针

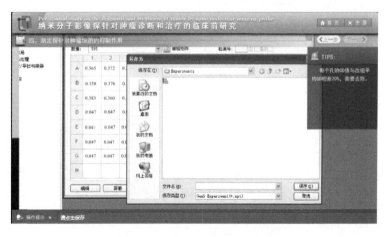

图 5-28　检测完毕后保存数据

（15）制作标准曲线，分析数据，如图 5-29 所示。

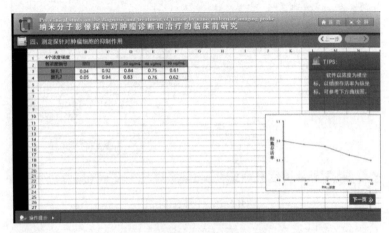

图 5-29　数据分析

（16）完成实验报告。